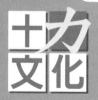

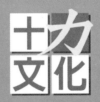

健康宅急便

簡單‧快速‧有效的健康小技巧

作者：ESME FLOYD

十方文化

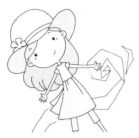

CONTENTS

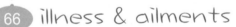

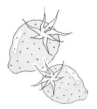

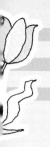

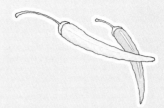

飲食與營養

diet & nutrition

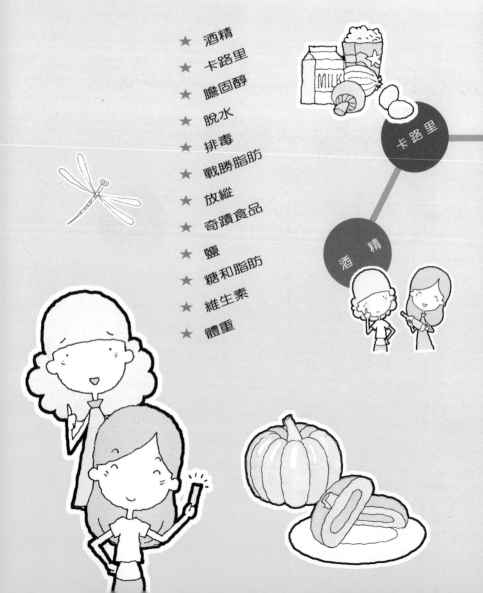

卡路里

酒精

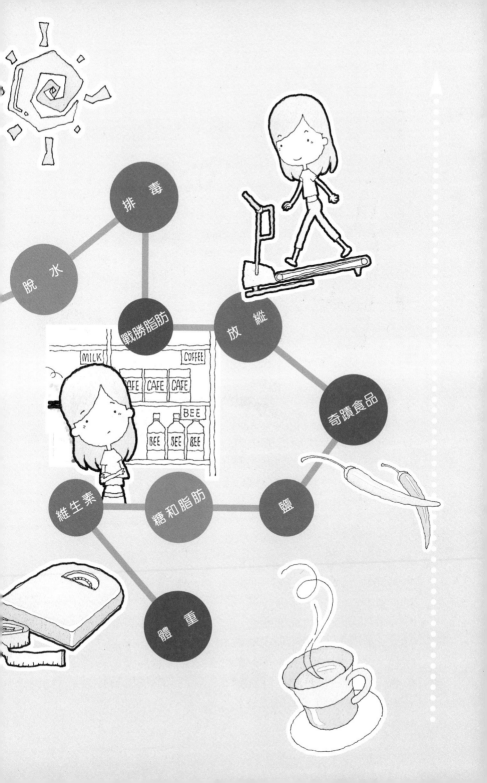

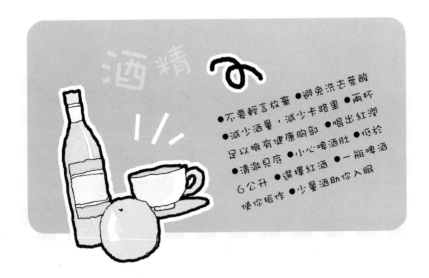

酒精 a

●不要輕言放棄 ●避免洗去葉酸 ●減少酒量，減少卡路里 ●兩杯足以擁有健康胸部 ●喝出紅潤 ●清澈見底 ●小心啤酒肚 ●低於6公升 ●選擇紅酒 ●一瓶啤酒使你振作 ●少量酒助你入眠

1. 不要輕言放棄
酒精提高你的高密度脂蛋白（HDL）水平，它是一種更健康的膽固醇形式。酒精還能降低動脈阻塞的機率，所以在飲食中合理地飲用一點酒可能比完全禁酒更有益。

2. 避免洗去葉酸
酒精降低葉酸和維生素B6含量，而它們的重要性在於可保護身體免受一系列疾病和狀況的傷害，例如乳腺癌。如果你有規律地飲酒，請確保自己攝入足夠的葉酸（可從動物肝臟、增加營養素的早餐穀物、綠葉蔬菜和各種補充物中獲取）。

3. 減少酒量，減少卡路里
每一克酒精中帶有7卡左右的熱量，所以如果你想減肥的話，那麼記住一口接一口地喝酒會很快壓垮體重計。

4. 兩杯足以擁有健康胸部
那些每天喝3杯或更多酒的女性，得乳腺癌的機率比不喝酒的女性高出1/3。因此為了保護你的乳房，請選擇不含酒精的飲料或堅持每天只喝一到兩杯。

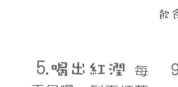

5. 喝出紅潤 每天只喝一到兩杯葡萄酒可降低心臟疾病1/3患病率，玫瑰紅葡萄酒比白葡萄酒更有益，因為它們含有更多的抗氧化劑。

6. 清澈見底 烈酒和深色酒中含有大量叫做酒類芳香物的成分，可能對大腦及神經系統造成危害。這也是喝威士忌比喝白葡萄酒更容易在第二天產生宿醉的原因。堅持喝清爽飲品，保持清醒的頭腦。

7. 小心啤酒肚 專家認為，一天喝一公升以上的啤酒會抵消健康的富含新鮮蔬果的膳食對結腸的好處，降低葉酸含量，增加患結腸癌的可能性。同時，對酒精飲品的過度攝入，你還必須具備面對惱人的「啤酒肚」的勇氣。

8. 低於6公升 將你的酒精消耗量保持在中低水平對你的健康有益。一周飲用超過6公升啤酒的女性可能傷害她們的心臟，過度飲酒可使其患冠心病的機率提高57%。

9. 選擇紅酒 紅酒含一種抗氧化的類黃酮，它是一種取自葡萄果皮中的天然化學成分，可促進健康。這種物質能預防一系列健康問題，如心臟疾病、中風、大腦疾病，甚至某些癌症。

10. 一瓶啤酒使你振作 啤酒中含有一類重要的營養成分——維生素B族。一杯啤酒含有維生素B葉酸日推薦量的17%，它可降低心臟疾病的患病率。

11. 少量酒助你入眠 只要飲用一點酒（如一杯啤酒、一小杯葡萄酒、少許烈酒），就可達到放鬆效果，讓你很快進入夢鄉。

最近都睡不好，每天晚上都失眠睡不著，眼看，都已黑眼圈了。唉～～

睡前喝一小杯紅酒能幫助睡眠，我覺得蠻有效的喔！

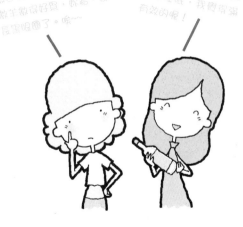

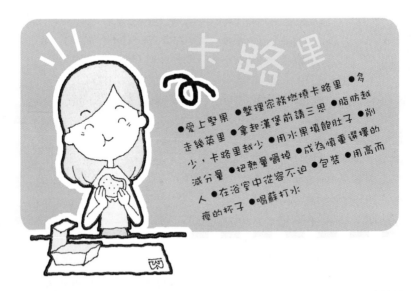

卡路里

●愛上堅果 ●整理家務燃燒卡路里 ●多走幾英里 ●拿起漢堡前請三思 ●脂肪越少,卡路里越少 ●用水果填飽肚子 ●削減分量 ●把熱量嚇掉 ●成為慎重選擇的人 ●在浴室中從容不迫 ●包裝 ●用高而瘦的杯子 ●喝蘇打水

1. **愛上堅果** 堅果可能熱量很高,但是由於它們獨特的細胞壁結構,我們的身體並不會攝取這些熱量,這意味著它們甚至比曾經預想的要更健康。其中,杏仁尤其富含營養價值。

2. **整理家務燃燒卡路里** 打掃環境等普通的家務事,如拖地板或用吸塵器清潔地毯,每小時可以燃燒233卡,相當於一個培果的熱量。

3. **多走幾英里** 專家建議,為了減肥,你需要每天消耗500卡熱量。對大多數人來說,這意味著以每英里12分鐘的速度步行一小時。

4. **拿起漢堡前請三思** 消耗一個漢堡所包含的熱量,你需要騎車至少90分鐘。所以請用低熱量的食物替代,如全麥三明治或義大利麵。

5. **脂肪越少,卡路里越少** 選擇一杯加脫脂奶的咖啡,比起加全脂奶的咖啡,可使你少攝入20分鐘中速騎車所消耗的熱量。

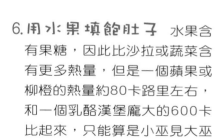

6. **用水果填飽肚子** 水果含有果糖，因此比沙拉或蔬菜含有更多熱量，但是一個蘋果或柳橙的熱量約80卡路里左右，和一個乳酪漢堡龐大的600卡比起來，只能算是小巫見大巫了。

7. **削減分量** 減少卡路里攝入又不錯過美食的一個極好的方法就是少吃。將150克的牛排減少到75克，可以減少超過200卡的熱量。

8. **把熱量嚼掉** 以一盒無糖口香糖替代蔗糖口香糖可以減少100卡熱量。

9. **成為慎重選擇的人** 多樣的食物選擇會鼓勵人吃得過多，因為我們總是想要嘗試不同口味和質感的食物。抑制這一天性的辦法是選擇熱量低而口味好的食物。

10. **在浴室中從容不迫** 出門前可別省了打扮這一步。梳理頭髮和化妝能讓你每小時奇蹟般地燃燒166卡熱量。

11. **包裝** 你知道包裝禮品可以每小時消耗100卡熱量嗎？多麼完美的購買禮物的藉口！

12. **用高而瘦的杯子** 人們感覺高而瘦的杯子比矮杯的容量更大，結果用粗矮的杯子會多喝20％。由於高熱量飲料，例如果汁、果泥或酒類都使用高而瘦的杯子，你會認為你喝得比實際的多。

13. **喝蘇打水** 午餐時用蘇打水代替含糖飲料或葡萄酒，每周可減少幾百卡熱量。

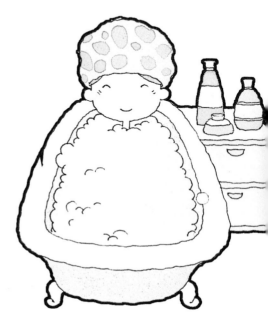

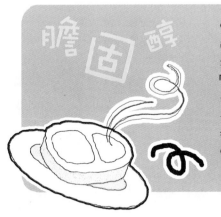

膽固醇

● 美洲山核桃 ● 紅麴米降低膽固醇 ● 「蛋」求完美 ● 讓脂肪和纖維結成一對 ● 增加好膽固醇 ● 大蒜 ● 「李」去壞膽固醇 ● 喝水有飽感 ● 迷你食法 ● 揮汗洗去健康問題 ● 黃油對你更好 ● 乾杯促平衡 ● 堅果平衡膽固醇 ● 使你的動脈充滿C和E ● 健康動脈捕魚行動 ● 讓你的肝休息 ● 柳橙汁去除壞膽固醇

1. **美洲山核桃** 在你的食物中加入山核桃不僅降低全身膽固醇和低密度脂蛋白含量（或叫壞膽固醇），而且幫助高密度脂蛋白（好膽固醇）保存在血液中。

2. **紅麴米降低膽固醇** 最近的研究表示，紅麴米在作為輔助食品時可降低膽固醇。這種米飯可吸收有害的血清膽固醇和血液中含有的甘油三酸酯。

3. **「蛋」求完美** 和過去認為雞蛋是降低血液膽固醇的大敵這一想法相反，如今人們發現，實際上一天一個雞蛋可讓雞蛋中的某種物質阻止膽固醇的吸收。

4. **讓脂肪和纖維結成一對** 某些食物中包含的飽和動物脂肪使肝臟產生低密度脂蛋白，但如果和含有纖維的食物以及水一起食用，這種物質的有害效果可以得到抑制。例如，吃奶酪時同時食用全麥麵包加一杯水。

5. **增加好膽固醇** 有規律地攝取蔬菜、水果、纖維和全麥食品可增加血液中高密度脂蛋白含量。試著在每頓飯中食用這些食物中的任何一種。

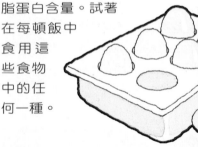

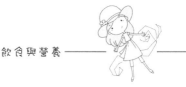

6. **大蒜** 大蒜含有蒜素，一種抗膽固醇物質，它可防止血管內壞膽固醇的堆積，並使其排出體外。

7. **「李」去壞膽固醇** 李子富含抗氧化劑，可幫助降低儲存的壞膽固醇含量，使其變成一小份一小份。

8. **喝水有飽感** 每天飲用2～3公升水幫助抵禦膽固醇，因為水使食物中的纖維膨脹，刺激肝臟產生高密度脂蛋白，同時減緩身體吸收脂肪的速度。

9. **迷你食法** 少量多餐可以分散熱量攝入，幫助保持穩定的血液化學平衡，避免血糖驟變，可降低膽固醇含量。

10. **揮汗洗去健康問題** 體育鍛鍊是一個降低血管中低密度脂蛋白水平的重要方法，因此有助於維持良好的膽固醇平衡和幫助保持人體系統健康。為了達到最佳效果，每周運動3～4次較為適宜。

11. **黃油對你更好** 由於飽和脂肪含量高，黃油通常被認為是製造膽固醇的罪魁禍首。然而黃油替代品，如氫化奶油和烹飪油脂（橄欖油除外），含有大量可使體內高密度脂蛋白降低的轉脂肪，事實上可能更糟。

12. **乾杯促平衡** 一天一或兩杯富含抗氧化劑的紅酒或啤酒不僅有助於產生高密度脂蛋白，其含有的花青素和其他抗氧化物質也可減少低密度脂蛋白。

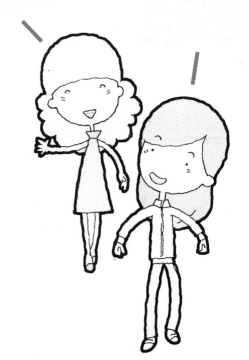

13.堅果平衡膽固醇 杏仁、榛果、澳洲堅果以及葡萄籽油和橄欖油具有很高的單不飽和脂肪酸，可以降低膽固醇含量和維持體內好壞膽固醇平衡。

14.使你的動脈充滿C和E 健康的動脈平均每分鐘收縮和擴張70次，推動血液在體內流動，因而承受著巨大的壓力。最新的研究顯示，維生素C和E能幫助動脈壁保持彈性與強度。

15.健康動脈捕魚行動 高脂肪的魚，如鮭魚、鯖魚、沙丁魚、青魚和新鮮三文魚，含有豐富的ω-3基本脂肪酸，可以阻止低密度脂蛋白貯存在動脈中以及血液凝塊的形成。

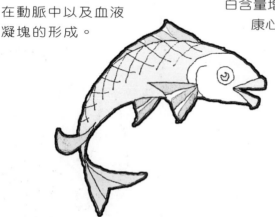

16.讓你的肝休息 人體中只有20%的膽固醇是直接通過飲食攝取的，另外80%由肝臟在處理加工過的食品和飽和脂肪時產生。食用水果、蔬菜、全麥和魚肝油可使肝臟不再如此勞累。

17.柳橙汁去除壞膽固醇 每天喝3小杯柳橙汁不僅可以降低低密度脂蛋白含量，而且可以使高密度脂蛋白含量增加20%，是健康心臟的首選。

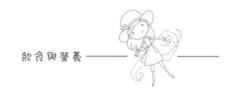

脱水

●數到8，一天8杯水●喝光更健康●別等到渴了●喝白開水●脱水徵兆●生食補水●常飲水可保持清醒●用水保護肌肉●別讓你的健康流失●讓自己流汗●運動前補水●消除記憶●膽固醇泛濫●沖去癌症●保持正常的新陳代謝●說「啊」

1. **數到8，一天8杯水** 水能自然抑制食慾，並且幫助代謝儲藏在體內的脂肪，事實上可以減少脂肪的堆積。如果想保持身材苗條，請確保每天攝入8杯水。

2. **喝光更健康** 喝足夠分量的水有助於保持肌肉健康，提供肌肉天然的收縮能力，因此不要讓自己脱水，可以使你更健康、強壯。

3. **別等到渴了** 如果你感到口渴，表示你已經脱水了。試著一整天斷斷續續地喝水，這樣你便不會有渴的感覺。

4. **喝白開水** 酒精和咖啡因飲料，如咖啡和可樂，不僅不能解渴，反而會引起脱水。請用白開水替代。

5. **脱水徵兆** 焦慮和困惑、皮膚乾燥、心跳加速、低血壓，甚至頭暈，都可視為脱水的徵兆。

6. **生食補水** 你可以用生鮮水果或蔬菜補充你的液體攝入，例如番茄、花椰菜、萵苣、胡蘿蔔、西瓜、柚子和蘋果。所有這些水果和蔬菜都富含水份。

7.常飲水可保持清醒 脫水的一個主要影響是專注程度下降。如果你已經脫水，將無法清晰地思考。專家認為，這就是許多人會在午後瞌睡的原因。為了保持清醒，需要在一天中不斷喝水。

8.用水保護肌肉 人體內的水分子和肝醣結合的比例是4：1。如果你缺乏水和食物的攝入，這些結合將分裂。即使你的體重可能降低，也不是健康的體重減輕。

9.別讓你的健康流失 水占了人體的50％～70％，是血液、淋巴、消化液、尿液和汗液的重要組成成分。沒有水，你的身體將無法正常運作。專家們建議，每天不定時喝水1.5～2公升。

10.讓自己流汗 如果你讓身體在運動時脫水，你會失去排汗和冷卻的能力，這將使你的體溫升高到危險的程度——因為80％的體溫調節發生在排汗時。

11.運動前補水 當你在炎熱潮濕的環境中運動時，每小時會流失2～3公升水。一個中等身材的女性僅僅在半小時的運動後即會脫水。在運動前喝兩杯水會使你保持良好的狀態。

12.消除記憶 這聽起來有點不可思議，但只要你的體內水分含量減低2％——一個體重68公斤的人流失1公升水——短期記憶將會受損傷，導致解決基礎數學問題的能力下降以及注意力難以集中。

13.膽固醇氾濫 脫水時，你的身體會產生膽固醇，它圍繞在細胞周圍防止裡面的液體流出。長此以往，將會對身體造成傷害。

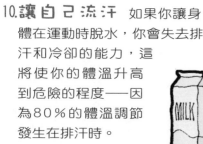
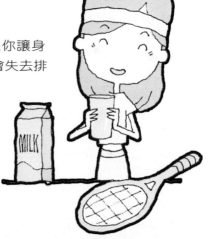

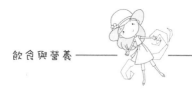

14. **沖去癌症** 研究顯示，每天至少喝5杯水可以明顯降低患結腸癌、膀胱癌和乳腺癌的機率。

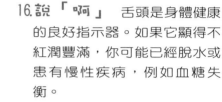

15. **保持正常的新陳代謝** 脫水會減緩新陳代謝，因為它使身體處於飢餓的狀態，並阻止含有大量液體的脂肪細胞做新陳代謝。因此要多喝水以保持新陳代謝速度正常。

16. **說「啊」** 舌頭是身體健康的良好指示器。如果它顯得不紅潤豐滿，你可能已經脫水或患有慢性疾病，例如血糖失衡。

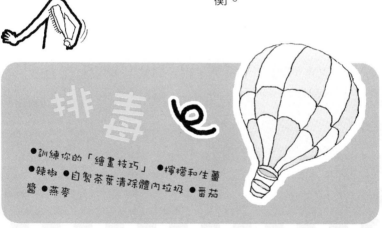

排毒 b
● 訓練你的「繪畫技巧」 ● 檸檬和生薑
● 辣椒 ● 自製茶葉清除體內垃圾 ● 番茄醬 ● 燕麥

1. **訓練你的「繪畫技巧」** 淋浴前乾刷身體可以刺激淋巴流動和循環，並可去除死皮細胞。一把長柄的柔軟豬鬃毛刷，可使你刷得到後背。

2. **檸檬和生薑** 避開咖啡因、酒精、精製糖和鹽，以檸檬汁、大蒜、生薑或胡椒粉代替它們，既可以添加味道，又可排毒。

3. 辣椒

辣椒和胡椒粉是排毒食譜的完美補充，因為它們使食物具有各種味道，同時幫助身體排出毒素，可減輕飢餓感和食慾。

4. 自製茶葉清除體內垃圾

在平底鍋中分別放入一匙蕁麻、薄荷油、蒲公英根和紅三葉草，加上3杯冷水，煮沸，文火慢煮15分鐘，製作一杯清新草茶。如果喜歡甜味的話，可加點蘋果汁。

5. 番茄醬

用熱番茄醬代替黃油和蛋黃醬作為烤馬鈴薯的調味料，或肉和魚的開胃佐料。美味可口的同時，辣椒和番茄還能幫助身體排毒。

6. 燕麥

燕麥是一種排毒的神奇食物，因為它能幫助身體排出毒素，同時向身體釋放自己的能量抑制食慾（未加工的燕麥對此更有效），降低血液中的膽固醇含量。

戰勝脂肪

● 麻油 ● 了解你的數字 ● 減少調味品，減少尺碼 ● 補充鉻 ● 牛排加菠菜，保持瘦身材 ● 用冰水消耗脂肪 ● 規律運動 ● 維生素B1 ● 做個脂肪偵探 ● 吃蘋果戰勝肥胖 ● 綠色到底 ● 固定運動45分鐘 ● 添加類黃酮 ● 種籽減肥法 ● 鍛鍊肌肉 ● 食物日記 ● 別喝胖自己 ● 將脂肪控制在20% ● 喝茶

1. 麻油

可用麻油作為黃油和菜油的低脂替代品。不僅因為它低脂，還因它富含ω-3和ω-6兩種基本脂肪酸。

2. 了解你的數字

一餐所含的每10克脂肪中有4克被女性貯存在皮下組織中（男性則少於該數字的一半）。了解盤子

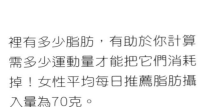

裡有多少脂肪，有助於你計算需多少運動量才能把它們消耗掉！女性平均每日推薦脂肪攝入量為70克。

3. 減少調味品，減少尺碼

常吃沙拉醬的女性比吃其他調味品的女性攝入的脂肪更多。僅僅兩匙沙拉醬可能含有高達10～20克的脂肪。為了減肥，請選用不含油的調味料或無脂的檸檬汁作為替代品。

4. 補充鉻

鉻能夠幫助你控制對糖的渴望，並且抑制食慾。但許多人的飲食含鉻不足，因為在天然土壤中生長的新鮮作物會緩慢地流失鉻，所以飲食中需要適當補充。

5. 牛排加菠菜，保持瘦身材

瘦肉中包含的氨基酸左旋肉鹼能幫助身體燃燒脂肪，當它和菠菜等含有另一種氨基酸——賴氨酸的蔬菜結合時，更有效。

6. 用冰水消耗脂肪

一種抵抗脂肪既好又簡單的方式是喝冰水，這比喝常溫水更能消耗脂肪，因為消化系統不得不用額外的能量來將它加熱到同體溫接近的溫度。

7. 規律運動

有規律的運動促進新陳代謝，因為肌肉細胞比脂肪細胞需要更多的能量來工作。經常運動的人每周多消耗600卡熱量（相當於4片乳酪蛋糕的熱量）。

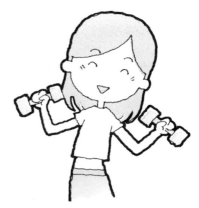

8. 維生素B1

全麥麵包、麥芽、糙米和花生都含有大量的硫胺（維生素B1），能幫助身體將碳水化合物轉化為能量並減少脂肪的貯存。

9. **做個脂肪偵探** 別被各種食品標籤上的「低脂」口號迷惑。「低脂」意味著食物比標準含量減少25％的脂肪，但仍然可能是高脂食品。有的甚至含有精製糖，事實上還增加了脂肪攝入量。

10. **吃蘋果戰勝肥胖** 蘋果和芹菜中含大量生物鹼有助於身體代謝脂肪細胞，阻止脂肪儲存在皮下層，幫助你保持勻稱苗條的體態。

11. **綠色到底** 綠茶不僅含有促進新陳代謝的咖啡因，並且含有一種秘密生熱物質。也就是說它可以促進能量產生，刺激體內脂肪氧化。

12. **固定運動45分鐘** 如果你以穩定的速度運動，你必須保持該速度45分鐘，才能達到最佳減肥目的。

13. **添加類黃酮** 新鮮的水果和蔬菜含有大量類黃酮，可在人體內作為抗氧化劑，促進基本的新陳代謝，透過新陳代謝和細胞生長過程中將酶轉化，幫助減肥。

14. **種籽減肥法** 在飲食中多添加些帶籽食物而不是高脂的小吃，增加亮氨酸（大豆、乳清、堅果和種籽中富含）的攝入，可雙倍地促進脂肪消耗。

15. **鍛鍊肌肉** 肌肉是人體新陳代謝中最積極的部分，比其他組織多燃燒3倍熱量。增加抗阻訓練可使肌肉結實，並且有助於在休息時燃燒卡路里。

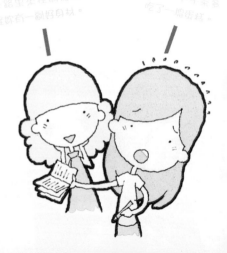

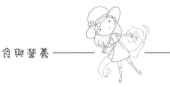

16. **食物日記** 記食物日記是幫助你減少熱量攝入的一個好辦法，讓你意識到自己一天實際攝取的熱量，了解你的弱點在哪裡，然後重新平衡你的飲食。多食用低脂的水果、蔬菜和合成碳水化合物。

17. **別喝胖自己** 所有的酒精都富含卡路里，記住1.7公升啤酒（大約4瓶）會攝入高達600卡路里的熱量。含糖飲料也應該受限制，1罐可樂含135卡熱量，除了熱量，它實際上沒有任何營養價值。

18. **將脂肪控制在20%** 使脂肪保持在所有攝入熱量的20％最為理想。以富含纖維的全麥麵包、糙米、豆類、新鮮水果和各種蔬菜補足其餘熱量。

19. **喝茶** 咖啡因和人體內的激素互相反應，可提高熱量燃燒的速度。研究顯示，紅茶、綠茶比咖啡對人體更有益。

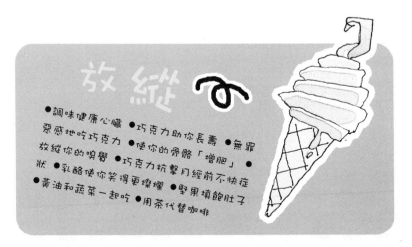

放縱

●調味健康心臟 ●巧克力助你長壽 ●無罪惡感地吃巧克力 ●使你的骨骼「增肥」 ●放縱你的嗅覺 ●巧克力抗擊月經前不快症狀 ●乳酪使你笑得更燦爛 ●堅果填飽肚子 ●黃油和蔬菜一起吃 ●用茶代替咖啡

1. **調味健康心臟** 人工調味料不全是壞的。有些含有水楊酸鹽，一種類似阿斯匹林的化學物質，可以稀釋血液，預防循環問題。

2. **巧克力助你長壽** 巧克力不僅可使嗜吃甜食的嘴巴開心，還能延長你的壽命，大概是由於它富含抗氧化物質，並能帶給你好心情。含70%可可的黑巧克力最好。

3. **無罪惡感地吃巧克力** 巧克力富含叫做苯酚的抗氧化物質，可預防心臟疾病；巧克力的脂肪（硬脂酸）在人體內轉化為油酸，是一種橄欖油所含有的單不飽和脂肪酸。

4. **使你的骨骼「增肥」** 多吃脂肪的女性對鈣的吸收率大於低脂飲食的女性，因為脂肪減緩了鈣在腸道中的轉化，增加了吸收的機會。

5. **放縱你的嗅覺** 我們所喜愛的大部分口味由我們的嗅覺決定，所以下次想吃東西時，記得在把食物放進嘴裡前先深吸它的香氣，通常氣味已經足以使你滿足。

6. **巧克力抗擊月經前不快症狀** 巧克力非但不是只帶來壞處，還可以減輕月經前不快症狀和抑鬱，同時含有苯酚這種保護心臟和降低膽固醇的抗氧化物質。

7. **乳酪使你笑得更燦爛** 乳酪中含有的鈣和磷酸鹽在與口中的唾液相結合時，可預防牙齒釉質層的腐蝕。此外，乳酪中大量的脂肪可幫助鈣的吸收。

8. **堅果填飽肚子** 最新研究發現，每天食用一把花生可減輕體重。這是因為花生可產生飽足感，意味著讓你吃得更少。堅果還可以降低血液中的脂肪含量，對心臟有好處。

9. **黃油和蔬菜一起吃** 黃油可能含有大量脂肪，但研究發現蔬菜和黃油一起食用可能更易於人們吸收蔬菜中的有效成分，而且這樣味道更好。

10. **用茶代替咖啡** 茶富含茶多酚，對心臟具有保護作用，可降低血壓，幫助長期維護心臟健康，尤其對上了年紀的女性而言。

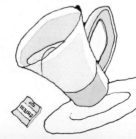

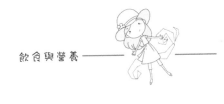

奇蹟食品 の

●香蕉——全能營養品 ●喝優酪乳的好處 ●花椰菜補鈣 ●追捕野鮭魚 ●好啊！核桃 ●精神充沛靠燕麥 ●番茄 ●未來是橙色的 ●用櫻桃緩解疼痛 ●用藍莓對付疾病 ●大豆使你年輕 ●坐下來喝喝茶 ●拿起一塊南瓜餅 ●吃個鱷梨 ●構造胡蘿蔔骨骼 ●洋蔥保護皮膚 ●β胡蘿蔔素 ●盡情享用濃情大蒜 ●吃得開心 ●選擇有機食物 ●柚子促減肥 ●d-葡聚糖 ●魚油 ●抗癌的金桔

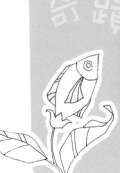

1. 香蕉——全能營養品

香蕉富含鉀、鈣、鐵、鎂和磷，同時也是維生素A和C、B群維生素硫胺、核黃素、煙酸的主要來源，而且包含了8種基本氨基酸，還含有大腦燃料——鉀。

2. 喝優酪乳的好處

優酪乳不僅含有有助於平衡的益生菌，而且富含使人健康的鉀、蛋白質、核黃素和維生素B12。此外，優酪乳比牛奶含有更多的鈣。活性乳酸產生乳糖分解酵素，對乳糖不耐症患者有利。

3. 花椰菜補鈣

這真的是一種奇蹟食品，只要一份（237毫升）花椰菜，就含有2倍的每日所需的維生素C和360克鈣。而且，它只含25卡熱量和0.3克脂肪。

4. 追捕野鮭魚

野生鮭魚比飼養品種多3倍的ω-3魚油、更多抗氧化的蝦紅素和更少脂肪，使其成為健康飲食的首選。

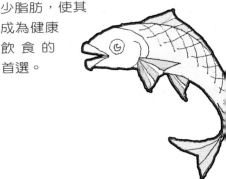

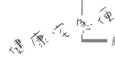

5. **好啊！核桃** 核桃是一種超級營養食品，它富含植物油和有益脂肪，精氨酸、葉酸、纖維、丹寧酸和多酚含量也很高，並且能促進蛋白質的吸收。

6. **精神充沛靠燕麥** 燕麥是最好的纖維醇來源之一，對保持最佳的血液膽固醇水平非常重要，同時它富含的可溶性纖維可改善便秘。未加工的燕麥釋放能量的速度更慢，可使你飽腹感的時間更長，抑制你進食的慾望。

7. **番茄** 番茄由茄紅素——一種抵制疾病的抗氧化劑組成。一項研究表明，每日40毫克茄紅素可預防心臟疾病，少於40克量也有幫助。烹飪過的番茄和番茄醬是茄紅素的最佳來源。

8. **用櫻桃緩解疼痛** 櫻桃可緩解關節炎及痛風帶來的疼痛。它的有效成分是花青素，這是一種比維生素E和C功效強10倍的抗氧化劑。

9. **用藍莓對付疾病** 藍莓富含抗氧化成分——是紅莓和葡萄的4倍，這使其成為抗擊疾病和促進整體健康的根本食物。

10. **未來是橙色的** 研究證實，柳橙有助於防止乳腺癌的產生和發展，以及減少菸草的致癌效果。每天喝橙汁或食用拌有柳橙或帶有橙味的沙拉可降低癌症的機率。

11. **大豆使你年輕** 每天食用大豆可減少患心臟疾病、乳腺癌和骨質疏鬆症的機率。用豆奶代替牛奶加入早餐穀物、水果汁或日常的熱咖啡中。

12. **坐下來喝喝茶** 儘管含有咖啡因，茶對人體健康仍大有好處。綠茶似乎可以分解體內脂肪；紅茶和綠茶均富含類黃酮，可摧毀細菌和病毒，保護心臟。

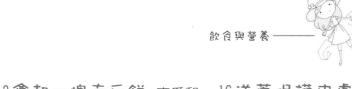

13. **拿起一塊南瓜餅** 南瓜和南瓜籽是鉀和鈉的主要來源，同時富含維生素B和C。尤其是它的維生素A含量——450克南瓜含有5080國際單位維生素A，相當於1.5毫克的推薦日攝食量。

14. **吃個鱷梨** 鱷梨富含維生素A、B、C、E和鉀。它的蛋白質含量居水果之首，同時是單不飽和脂肪酸的豐富來源，可降低膽固醇含量。

15. **構造胡蘿蔔骨骼** 如果你想增強骨骼又不想增加體重的話，每天喝一杯胡蘿蔔汁。胡蘿蔔汁比牛奶多8倍的鈣，還有其他維生素和腸道調節纖維。

16. **洋蔥保護皮膚** 洋蔥、細香蔥和生吃的小洋蔥（大蔥）含有很多硫，可預防多種皮膚疾病，如癬、真菌感染、乾皮病、濕疹等。

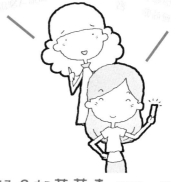

17. **β 胡蘿蔔素** 番茄、胡蘿蔔和紅椒可摧毀癌細胞，幫助身體抵抗嚴重的疾病，如白血病。這是因為它們含有 β 胡蘿蔔素，經實驗證明可在某些癌的形成過程中促進癌細胞的死亡。

18. **盡情享用濃情大蒜** 儘管大蒜在激情迸發的親密時刻不怎麼受歡迎，但它對你的心臟健康極重要。它促使身體釋放硝酸，讓動脈光滑、柔韌，促進血液循環和幫助調節血壓。

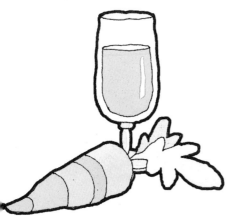

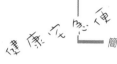

19. **吃得開心** 選擇富含可改善情緒的色氨酸食物，如香蕉、火雞、牛奶、優酪乳、金槍魚和雞肉，可使你在餐間保持愉快和滿足。

20. **選擇有機食物** 有機水果和蔬菜比傳統栽培的含有更多預防疾病的抗氧化劑，也就是說它們不僅對你的健康有益，而且對整體環境更好。

21. **柚子促減肥** 食用柚子不僅可幫助人體減肥，而且能降低患糖尿病的機率。研究發現，平時食用柚子的人瘦得更快，可能是由於柚子含有豐富的消化酶。

22. **d-葡聚糖** 蘋果、柚子、櫻桃和杏是抗擊癌症戰役中的有利武器，因為它們富含d-葡聚糖，可降低皮膚癌、肝癌、乳腺癌和結腸癌的患病率。

23. **魚油** 魚油可透過抵制動脈硬化的變質過程，預防心臟疾病以及其他循環紊亂；並且已被證實富含ω-3脂肪酸，對增強心肺適能產生重要的作用。

24. **抗癌的金桔** 食用帶皮的金桔可以預防癌症。它們含有被稱做單萜的化學物質，包括右旋檸檬烯，對預防乳腺癌、肝癌和肺癌具有特殊作用。試試金桔吧，要連皮一起吃。

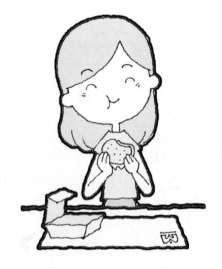

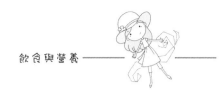

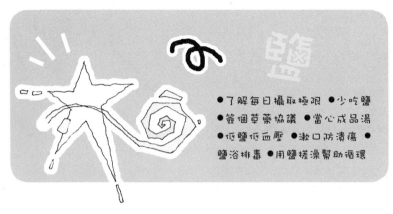

●了解每日攝取極限　●少吃鹽
●簽個草藥協議　●當心成品湯
●低鹽低血壓　●漱口防潰瘍 ●
鹽浴排毒 ●用鹽搓澡幫助循環

1. **了解每日攝取極限** 科學家建議正常人每日攝取鈉不超過2400毫克，否則對血壓有害。聽上去好像很多，但一個漢堡和一杯雞湯就足以含有這麼多鈉。

2. **少吃鹽** 少吃鹽可以減少50%患白內障的危險，因為大量的鈉會促進病情的發展。

3. **簽個草藥協議** 以藥草和香料如羅勒、香菜、百里香、歐芹、桂皮、肉豆蔻、胡椒或辣椒粉替代鹽，或者用檸檬、大蒜或醋來調味。

4. **當心成品湯** 一些超市貨架上擺放著每250克產品含6.25克鹽的湯料，如此的含鹽量相當於海水。購買加工食品和保存食品時，請密切留心鈉的含量。

5. **低鹽低血壓** 低鹽飲食可降低高血壓患者的血壓，因為低鹽飲食可改變血液中鹽的濃度，減少水腫。

6. **漱口防潰瘍** 鹽水有助於預防感染，清除有害細菌，尤其對敏感部位。研究表示，用鹽水漱口和洗口可明顯加速口腔潰瘍的恢復。

7. 鹽浴排毒 在一盆洗澡水中加入半杯海鹽可為你的肌膚排毒，使你放鬆。它不僅刺激你的皮膚，還可以使你浮在水中，放鬆你的肌肉。

8. 用鹽搓澡幫助循環 在2杯優質海鹽中加入4杯葡萄籽油、杏油或杏仁油以及20滴你所喜愛的精油，有力且舒緩地按摩濕潤的皮膚，從腳開始打圈按摩，要避開傷口部位。搓澡可促進體內循環，改善皮膚組織。

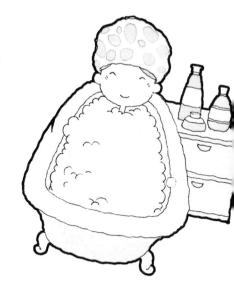

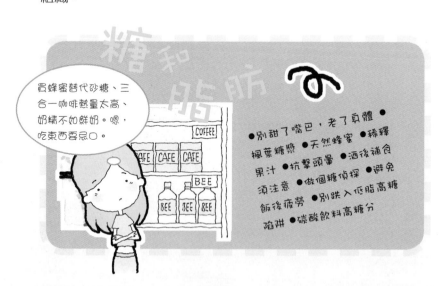

買蜂蜜替代砂糖、三合一咖啡熱量太高、奶精不如鮮奶。嗯，吃東西要忌口。

●別甜了嘴巴，老了身體 ●楓葉糖漿 ●天然蜂蜜 ●稀釋果汁 ●抗擊頭暈 ●酒後補食須注意 ●做個糖偵探 ●避免飯後疲勞 ●別跌入低脂高糖陷阱 ●碳酸飲料高糖分

1. 別甜了嘴巴，老了身體
證據顯示，攝入過多的糖和抽菸、日光浴一樣會使肌膚老化，增加人體系統的壓力。

2. **楓葉糖漿** 楓葉糖漿甜味天然，熱量是普通糖的一半。作為一種健康的甜味劑，在茶、咖啡或甜品中略加幾滴，你會喜歡上它特殊可口的味道。

3. **天然蜂蜜** 蜂蜜的熱量比糖低，它可提高免疫力，是既好又天然的精製糖替代品。

4. **稀釋果汁** 果汁中糖分很高，如果你一早便飲用果汁，為什麼不多加5％的水來幫助吸收呢？這樣既可避免脫水和過快的血糖浮動，還可減少熱量。

5. **抗擊頭暈** 頭暈可能是由血糖快速浮動導致人體內新陳代謝變化所引起的。可以吃一些釋放能量比較慢的糖，如水果中的果糖，緩慢增加能量，恢復血糖正常水平。

6. **酒後補食須注意** 酒精如果和含糖飲料一起飲用，會使血糖升高，隨後又會導致血糖「爆跌」，這就是人們晚上派對歸來常會感到飢餓的原因。飲酒後最好的解飢食品是那些釋放能量緩慢的食物，如燕麥、水果、義大利麵和全麥，可調節血糖水平。

7. **做個糖偵探** 小心湯、沙拉和優酪乳等低脂食品中隱藏的糖分。含量表標示著含糖量，別只看標籤上的總脂肪含量。

8. **避免飯後疲勞** 如果你容易在午後感到疲勞，很可能是由於你在午餐攝入過多碳水化合物，使你的身體對其敏感。為了克服此類情況，可以在用餐時加入蛋白質和纖維，並且保證喝足夠的水。

9. **別跌入低脂高糖陷阱** 以糖為形式的熱量和脂肪所含熱量相當——所有多餘熱量都作為脂肪組織儲藏在體內，因此別掉進低脂高糖的陷阱哦。

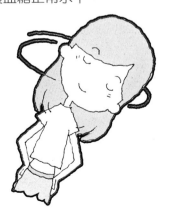

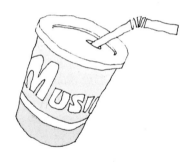

10. **碳酸飲料高糖分** 1瓶碳酸飲料就包含35克糖，相當於好幾袋糖果的糖分。所以下次想喝帶氣的飲料時，嘗試用氣泡礦泉水替代。

維生素

● 禁用鋁鍋 ● 維生素K ● 攝取葉酸 ● 清洗你的動脈 ● 維生素捕獲自由基 ● 維生素C助長壽 ● 結合健康法 ● 預防多發性硬化 ● ACE有助於呼吸順暢 ● ACE型思考者

1. **禁用鋁鍋** 如果你正在烹飪高維生素食物，那麼請選用不銹鋼、瓷釉或玻璃鍋，因為鋁鍋和銅鍋會和蔬菜中的硫產生某種反應，破壞維生素C、葉酸和維生素E。

2. **維生素K** 綠葉蔬菜、乳酪、蛋黃、牛肉和肝臟中的維生素K對骨骼生長及維持骨骼密度很有效，尤其對女性而言。

3. **攝取葉酸** 葉酸不僅對全身健康至為重要，而且是懷孕初期前三個月胎兒成長所需的關鍵成分。從蘑菇、香蕉、蛋黃、小扁豆、豆類、花生、強化麵包和穀物、綠葉蔬菜、萵苣、柳橙以及其他柑橘類水果和果汁中攝取。

4. **清洗你的動脈** 食用含維生素B12、B6和葉酸的補品可幫助預防動脈堵塞，降低血液中對動脈有害的高半胱氨酸含量。

5.**維生素捕獲自由基** 女性比男性需要更多的抗氧化劑來清除更多自由基及其他的有害物質。維生素C和E可保持動脈健康，對心臟有益。

6.**維生素C助長壽** 維生素C不僅可減少心臟疾病和其他疾病的患病率，還可延年益壽。研究表明，血液中維生素C含量高的人可延長好幾年壽命。

7.**結合健康法** 維生素C和E結合使用比單獨使用對女性健康的作用更為有效，在增強認知表現和記憶，以及預防中風方面尤其顯著。

8.**預防多發性硬化** 高含量的維生素D可幫助你預防多發性硬化，尤其當每日攝入量超過400國際單位時，可減少1/3的患病率。維生素D也可幫助鈣的吸收，對強化骨骼尤為重要。

9.**ACE有助於呼吸順暢** 維生素A、C和E對肺部功能很重要，尤其是對年輕人而言。因此，為了確保你一生呼吸順暢，記得多攝取這些維生素。它們存在於新鮮蔬菜和水果、果汁及其他補品中。

10.**ACE型思考者** 維生素A、C和E，除了是強大的促進健康的抗氧化劑之外，還能使你的大腦在晚年依然靈敏，減低罹患失憶和老年癡呆症的機率。

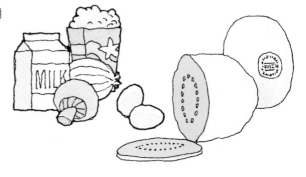

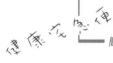
體重

● 「想瘦」 ●測量你的腰 ●別完全戒酒
●大屁股的好處 ●喝飽 ●戀上大蒜 ●減
少動物脂肪 ●切勿狼吞虎嚥 ●把玩筷子 ●
丟掉體重計 ●吸氣減肥法 ●先解渴再解飢 ●坐
立不安 ●別黏上穀物糖漿 ●少吃速食 ●不停喝水
減掉體重 ●做算術 ●走掉脂肪 ●減少調味料，減
少尺寸 ●大豆抑制食慾 ●睡出苗條

1. 「想瘦」 大腦約消耗人體
能量的20％，儘管它的質量只
占總人體的2％。因此每天思
考15小時可燃燒1克脂肪。

2. 測量你的腰 測量你的腰圍
至少可以讓你對是否需要減肥
有一個大概的估計。對高於
150公分的女性而言，腰圍大
於35吋是危險的，她們應該尋
求幫助來減肥了。

3. 別完全戒酒 要減去熱量
時，別完全戒酒。每天飲用一
至兩杯富含抗氧化劑的紅酒或
啤酒，因為其中所含的花青素

和其他抗氧化劑在防止壞膽固
醇儲藏在血管壁方面扮演著重
要角色。

4. 大屁股的好處 臀部及大
腿脂肪較多的梨形身材的女
性，比蘋果身材的女性患心臟
疾病、糖尿病和高血壓的機率
小。在腰際貯存過多脂肪不利
於器官功能。因此，做一個驕
傲的梨形女人吧。

5. 喝飽 吃東西時喝水可使食物
中的纖維膨脹，使你有飽足
感，同時刺激肝臟產生有益的
血清脂肪，調節人體吸收脂肪
的速度和水平，讓你苗條。

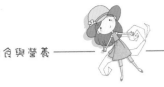

6. **戀上大蒜** 大蒜含蒜素，可阻止壞膽固醇貯存於血管壁，幫助清除體內脂肪。

7. **減少動物脂肪** 太多飽和動物脂肪會增加壞膽固醇含量，從而導致肥胖。因此，請保持理智的攝入量並嘗試用纖維和水消耗它。

8. **切勿狼吞虎嚥** 花時間慢慢吃飯和嚼零食，而不要狼吞虎嚥。吃東西細嚼慢嚥的人，通常吃得越少，如此一來，可以避免暴飲暴食。

9. **把玩筷子** 嘗試左右手交換著使用筷子和刀叉，這將會增加你進食的難度，可幫助消耗熱量，也可使你吃得更少。

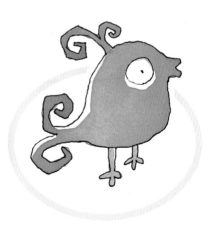

10. **丟掉體重計** 一個肌肉細胞的質量是一個脂肪細胞的2倍，卻只占其一半體積，這說明了體重與表面上的胖瘦並不成正比。因此，少依賴你的體重計，多看看鏡子裡你的外形或你的衣服是否合身，給自己一個更為標準的健康概念。

11. **吸氣減肥法** 專家建議，呼吸香蕉、青蘋果和薄荷油的香氣可幫助人們減肥。在不吃的情況下，嘗試吸入一口或全部的香氣可緩解飢餓感。

12. **先解渴再解飢** 感到餓了嗎？千萬別把口渴混淆為飢餓，在吃東西前先喝杯水。許多人對口渴反應不夠靈敏，往往在我們應該盡量每天喝足2公升水時卻吃下過多的食物。

13. 坐立不安 研究者認為，額外的運動可以幫助你燃燒更多脂肪，所以要想使你的身體不斷地燃燒不受歡迎的脂肪，那就不停地動吧。任何日常生活中的活動──從坐下一直改變姿勢，到看電視時給你的手找點事做，例如玩一個減輕壓力的玩具，都可以幫助你減肥。嘗試將遙控器藏起來（當然你知道它在哪兒），這樣你就不得不站起身來去轉換頻道或調音量了。

14. 別黏上穀物糖漿 含有大量果糖的穀物糖漿，作為一些加工食品的糖代品，被認為可跳過消化過程，原封不動地到達肝臟。這使器官的壓力極度增大，並可能導致糖尿病。

15. 少吃速食 速食會引誘身體吃得更多，因為每100克速食所含能量是身體可消耗能量的3倍。相反地，均衡飲食讓我們有飽腹感的同時並不會增加多餘熱量。

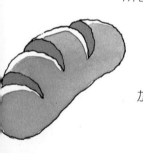

16. 不停喝水減掉體重 如果你一直無法減肥，或你的節食發揮不了作用，檢查一下你喝了多少水。必須要多喝水，以確保新陳代謝的速度處於可減肥的水平。

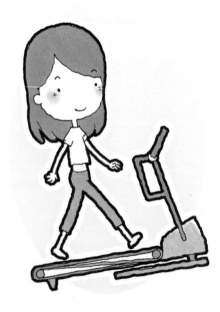

17. 做算術 減肥是一個簡單的數學公式：450克體重相當於3500卡熱量，因此你需要每天減少攝入500卡熱量，每周才可以減掉450克體重。

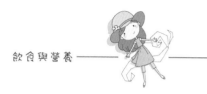

18. 走掉脂肪 一周要有4天以上適度地運動，每次30分鐘，運動後你應該感到有些熱和喘氣。快走是理想的運動，可燃燒150卡熱量。

19. 減少調味料，減少尺寸 沙拉可能是許多菜單上的健康選擇，但僅僅一匙沙拉醬就含有5～10克脂肪。選擇不含油的或低脂調味料可以使你的飲食走上正軌。

20. 大豆抑制食慾 大豆（尤其在生食時）可提高天然人體激素CCK含量。它經由使人感到飽足、降低人的食慾以減少食物攝取。

21. 睡出苗條 如果每晚睡眠少於6小時，你身體中燃燒糖分的能力可能會降低，這意味著糖分會轉化為脂肪。因此，確保每晚睡足7～8小時以保持苗條好身材。

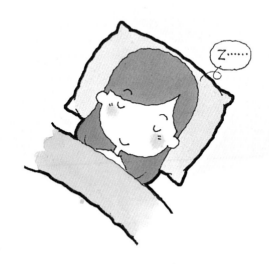

健康與保健

fitness & wellbeing

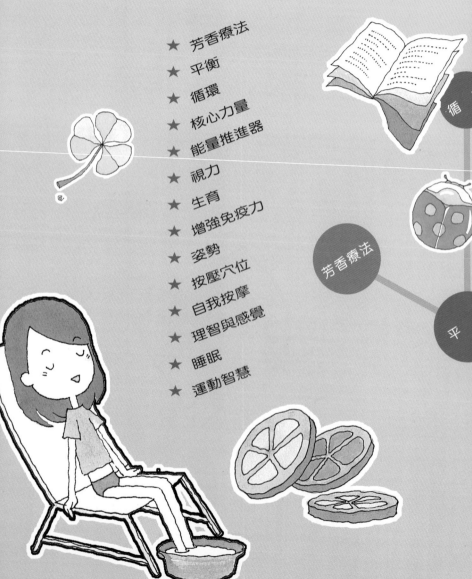

- ★ 芳香療法
- ★ 平衡
- ★ 循環
- ★ 核心力量
- ★ 能量推進器
- ★ 視力
- ★ 生育
- ★ 增強免疫力
- ★ 姿勢
- ★ 按壓穴位
- ★ 自我按摩
- ★ 理智與感覺
- ★ 睡眠
- ★ 運動智慧

循

芳香療法

平

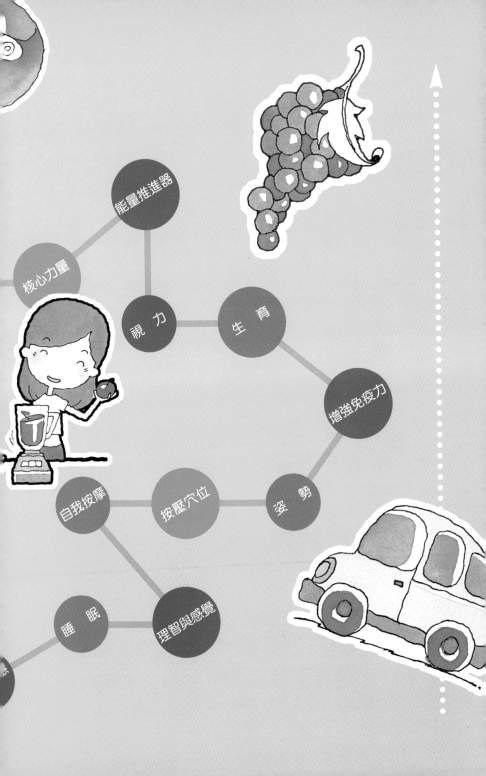

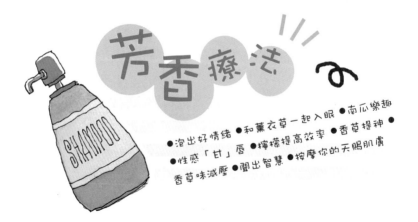

芳香療法

●泡出好情緒 ●和薰衣草一起入眠 ●南瓜樂趣
●性感「甘」唇 ●檸檬提高效率 ●香草提神 ●
香草味減壓 ●聞出智慧 ●按摩你的天賜肌膚

1. 泡出好情緒 在溫水中加入3～5滴精油，不同的精油有不同的作用。橙子、柚子、生薑和薄荷油有提神作用；而薰衣草、天竺葵、玫瑰和橙花油有鎮靜作用，可使你放鬆、平靜。

2. 和薰衣草一起入眠 薰衣草精油被證實具有鎮定放鬆效果，所以如果受失眠困擾，可在你的枕頭上滴數滴精油，它會是你難眠之夜的好伴侶。

3. 南瓜樂趣 專家發現南瓜的氣味可刺激男性性慾，聽起來像是種奇怪的壯陽劑。如果你有「性」趣，可以回家做晚餐時，給他準備一片南瓜餅，或者點燃一支南瓜香味的蠟燭，或是在肉菜雜燴中加些南瓜香油。

4. 性感「甘」唇 甘草的氣味可激發女性性慾，和黃瓜一樣。新鮮切碎的食物釋放最強烈的氣味。最持久的味道通常會在水果和蔬菜中而不是肉類。

5. 檸檬提高效率 檸檬的香味（或其他柑橘類水果如酸橙、柚子和柳橙）在工作場合能發

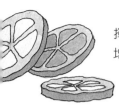

揮有效作用，可增強工人警惕性和提高注意力的集中度。

6. 香草提神

花園裡的羅勒和迷迭香與血液中積極荷爾蒙腎上腺素和皮質醇的功能一樣，給你補充額外的能量，輕鬆度過每一天。可在做飯時加入少許，或使用新鮮花朵或乾燥花使房間香氣濃郁。

7. 香草味減壓

別為在自己的碗內多加一勺香草冰淇淋而感到罪惡。專家指出，飲料、食品和噴霧劑中的香草味可幫助人們減輕壓力。

8. 聞出智慧

芳香療法不僅可使你平靜放鬆，而且可增強你的大腦動力。研究發現，有規律地使用薰衣草和檸檬精油，可減少癡呆的發作。

9. 按摩你的天賜肌膚

用德國甘菊和檀香按摩，可鎮定受傷的皮膚，使身體和臉部產生自然的紅潤。使用不含油脂的油，例如杏仁油，可產生最佳效果，切記避開敏感部位，尤其是眼部。

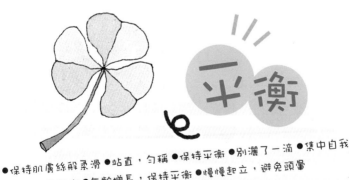

平衡

●保持肌膚絲般柔滑 ●站直，勻稱 ●保持平衡 ●別灑了一滴 ●集中自我
●提高反應能力 ●年齡增長，保持平衡 ●慢慢起立，避免頭暈

1. 保持肌膚絲般柔滑

給皮膚去角質、去除死皮細胞，可幫助你保持良好的平衡，提高皮膚的敏感度，讓你的身體做出細微的調節。

2. **站直，勻稱** 身材勻稱的人通常具有較好的平衡能力，不僅因為他們體重正常，更加上他們的神經和肌肉習慣於同時工作，使他們的身體筆直。

3. **保持平衡** 練習單腳站立，眼睛看著前方一個靜止的點。開始在硬的地板上做起，然後轉移到地毯或泡沫材料上。一旦你可以站立整整一分鐘，嘗試在不跌倒的情況下改變手臂、大腿和眼睛的位置。

4. **別灑了一滴** 不要只是一天喝8杯水。利用這個機會，端著滿滿的水杯走幾圈，不讓水灑出來，然後再喝。

5. **集中自我** 最新研究表示，那些練習瑜伽、太極和氣功等呼吸運動及內心冥想的人比不練習的人擁有更好的平衡感。

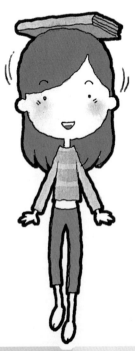

6. **提高反應能力** 練習走得更快，跨過或繞開擋在路上的障礙物，如人行道上的裂縫或者廚房和浴室地板上的瓷磚，可以幫助你提高走路的速度和快速反應能力。

7. **年齡增長，保持平衡** 平衡問題困擾著三分之一65歲以上的老人和一半以上超過75歲的老人。因此，在到達這個年齡之前，要有規律地鍛鍊，確保你的肌肉力量平衡。

8. **慢慢起立，避免頭暈** 清晨眩暈通常是因為起立時血壓降低造成的，尤其是在長時間的躺臥之後。慢慢起床，給血液足夠的時間循環全身。

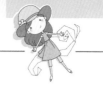

循環

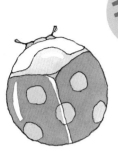

●和水果交朋友 ●撒「種」去黏性 ●柳橙使你強壯 ●煙酸讓你放輕鬆 ●按摩解決問題 ●辣椒溫暖冰冷的腳 ●襪子的講究 ●寬鬆避免凝塊 ●攝取茄紅素 ●戒菸 ●找出重「點」 ●竭盡全力 ●愛上人蔘 ●倒立 ●抬起你的腳 ●揮動手足 ●大蒜排毒

1. **和水果交朋友** 經常吃水果和蔬菜的人，他們的血壓比那些選擇不夠健康食物的人要低。這大概是由於他們對鹽和糖的調節能力較強的緣故。

2. **撒「種」去黏性** 維生素E，普遍存在於南瓜籽和亞麻籽等種籽以及櫻桃、奇異果和綠胡椒等水果中，可降低血液黏度，從而減少血液凝固的危險。請在日常食用的沙拉中添加少許種籽。

3. **柳橙使你強壯** 柳橙和其他柑橘類水果富含維生素C和生物類黃酮（維生素P）。這些物質在體內運作，強韌毛細管壁，使血液快速地在體內循環。

4. **煙酸讓你放輕鬆** 煙酸，即維生素B3，可在肝臟、禽類、豆類、堅果、穀物和野玫瑰果中獲取，可促進循環和血液流動至細小血管，幫助緩解循環問題。

5. **按摩解決問題** 按摩對循環有著比較重要的作用，因為它促使血液循環至所按摩的部位，讓富含營養和氧氣的血液流到皮膚、肌肉和皮下組織。

6. **辣椒溫暖冰冷的腳** 在水中加入一勺芥末粉或辣椒粉，將手足浸泡5～10分鐘，可以使血管膨脹，促進血液循環。

7. **襪子的講究** 穿富有彈性的飛行襪，尤其是在空中旅行超過90分鐘後，可幫助血液從低處的腿部回流，降低縱深靜脈血栓及危險的血液凝固的發生率。

8. **寬鬆避免凝塊** 緊身的橡膠運動短褲，據稱可以減肥，特別為體操和有氧運動設計，可能限制血液流動，增加腿部血液凝固的發生率。因此，建議選擇更寬鬆的衣物來保衛你的循環系統。

9. **攝取茄紅素** 富含茄紅素的水果可預防動脈中栓塞的形成，促進身體內部循環。美味的選擇是西瓜，每100克西瓜含有4克茄紅素。

10. **戒菸** 抽菸對你的循環系統百害而無一利。它使動脈變窄，分解毛細血管壁，使心臟不能有效工作。只有一個解決辦法——戒菸。

11. **找出重「點」** 腳底按摩是一種集中刺激腳底穴位的技術，可促進腿腳血液流動，從而改善循環。

12. **竭盡全力** 每周三次筋疲力盡的體驗，可有助於循環，清理動脈，降低血壓，給循環系統一次能量補充。

13. **愛上人蔘** 人蔘精華不僅能緩解由不良循環造成的問題，而且能促進血液流動到四肢，增進健康。

14. **倒立** 對那些沒有健康問題的人來說，頭和肩倒立可促進頭部和頸部的氣血循環。另一種

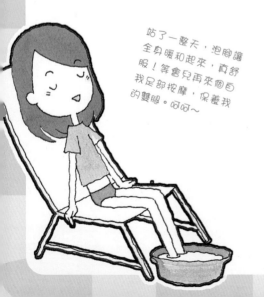

站了一整天，泡腳讓全身暖和起來，真舒服！等會兒再來個自我足部按摩，保養我的雙腿。呵呵～

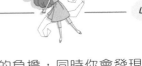

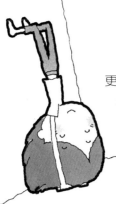

更安全的做法是坐著，嘗試將頭放在兩膝之間，停留數分鐘。

15. 抬起你的腳 看電視時懶洋洋地躺臥幾個小時或蜷在椅子裡看書會使你養成不良姿勢，對血液流動不利，阻礙下肢循環。抬起你的腳，可以減輕循環系統的負擔，同時你會發現那樣更舒適。

16. 揮動手足 任何揮動手足的運動，例如跳躍、跑步、步行、拳擊和跆拳道，都能改善四肢循環。

17. 大蒜排毒 研究證實，食用大蒜有助於防止血液中血黏稠物的形成，甚至清除已有的堆積。試著每天在飲食中加一點或額外補充。

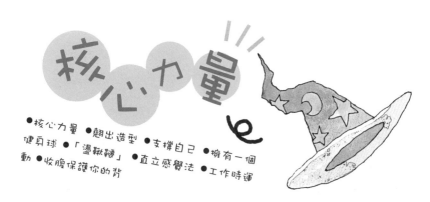

核心力量

● 核心力量 ● 翹出造型 ● 支撐自己 ● 擁有一個健身球 ● 「盪鞦韆」 ● 直立感覺法 ● 工作時運動 ● 收腹保護你的背

1. 核心力量 你的核心力量就是你每次咳嗽時使用的肌肉。因此，想要找到那塊肌肉，可輕輕咳嗽幾次，然後用手指感覺腹部伸縮的位置，這裡就是支撐你挺直軀幹的肌肉。

2. 翹出造型 嘗試翹起骨盆，這可以強韌你的腹部。平躺下來，膝蓋彎曲，將腳平放在地面上。呼氣，朝脊椎收緊腹部，堅持一會兒。重複數次。

3. **支撐自己** 練習「背部支撐」的動作：收緊肚臍，不要使背部變平，然後繃緊骨盆肌肉彷彿憋尿一樣。呼吸要放鬆。

4. **擁有一個健身球** 瑞士球，即健身球，可安全簡便地強壯脊椎和核心肌肉。看電視時試著用球代替沙發，或者工作時完全坐在球上而不是椅子上。

5. **「盪鞦韆」** 為增強核心力量，單腳靠桌或牆站立（以防失去平衡），將另一條腿來回擺動。確保你的骨盆不傾斜、不扭曲、不旋轉。

6. **直立感覺法** 嘗試這個簡單的練習：閉眼直立，全神貫注，感覺你身上的肌肉在適應你的姿勢。這樣可以改善你的核心力量和平衡。

7. **工作時運動** 別讓自己在工作時養成會破壞良好姿勢的壞習慣。為了和諧，並且提醒自己有力量，坐著時不時收縮你的腹部和骨盆肌肉。

8. **收腹保護你的背** 核心力量不夠會使你經常受傷或背部疼痛，因為脊椎被迫去適應不自然的姿態。為了支撐你的後背，你必須來回收縮你的肚臍直到感覺自己「被抬起」了。

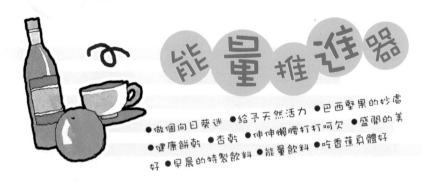

能量推進器

●做個向日葵迷 ●給予天然活力 ●巴西堅果的妙處 ●健康餅乾 ●杏乾 ●伸伸懶腰打打呵欠 ●盛開的美好 ●早晨的特製飲料 ●能量飲料 ●吃香蕉身體好

1. **做個向日葵迷** 烤葵花籽是你下午工作開始疲倦時的最佳零食。不僅可使你避免高脂高鹽的小吃，而且可以補充能量供應所需的維生素。

2. **給予天然活力** 用餐前飲用一杯開胃酒，在食物上撒些辣椒粉或香菜。這些都是給予身體活力的天然可口的調味料，而且不會在隨後引起低血糖。

3. **巴西堅果的妙處** 吃巴西堅果不僅可以短時間內為自己的身體增加能量，而且，保持一天三粒可減少1/3心臟病的發病率。

4. **健康餅乾** 全麥或稻穀餅乾，塗上花生黃油、芝麻醬或低脂調味料如橄欖醬，可以幫助減肥、防止不健康飲食和提供能量。

5. **杏乾** 杏乾是乳酪餅乾的一種完美替代品，是纖維、鉀、鐵和β胡蘿蔔素的極佳來源。但需選擇曬乾而不是硫乾的品種，因為亞硫酸鹽會致癌。

6. **伸伸懶腰打打呵欠** 伸展可使血液流到不積極的肌肉中，這就是睡醒後伸懶腰能使人恢復精神的原因。呵欠給你的身體補充大量氧氣，和伸懶腰結合可使身體一下子獲取能量。

7. **盛開的美好** 在生活中加入一縷陽光，享受可以食用的花朵，如紫羅蘭、旱金蓮花、金盞草、報春花和三色堇，有益身心健康。

8. **早晨的特製飲料** 清晨醒來，喝一杯用熱水、檸檬汁、新鮮搓碎的生薑、楓葉糖漿和一撮胡椒粉製成的飲料來代替茶或咖啡。這種特製的飲料可提供能量並有排毒效果。

9. **能量飲料** 用富含水分的蘋果、香蕉和一勺花生油製做一杯天然能量飲品，早餐時喝一杯。水果中的糖分可使你的能量得到不同程度的提高，並使你整個上午精神飽滿。

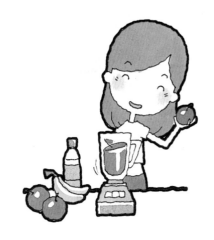

10.吃香蕉身體好 為什麼不選擇乾香蕉片作為可口的開胃食品呢？香蕉富含碳水化合物、鐵和鎂，還有天然糖分可在運動時給你補充能量。如果你在尋找一份更豐盛的零嘴，將它和不含糖的天然優酪乳搭配著吃。

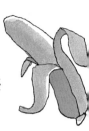

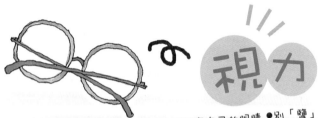

視力

●給視力鬆綁 ●魚油對夜視有益 ●觀察自己的眼睛 ●別「鹽」了你的眼 ●金槍魚罐頭止斑 ●漿果讓你眼清目明 ●定期吃魚 ●胡蘿蔔保護視力 ● 巧克力有益視力 ●甘薯保持好視力 ●電腦螢幕的位置 ●留住完美視網膜 ●將你的雙眼置於保護下 ●少吃精麵粉，消除黑眼圈 ●讓你的眼睛休息

1.給視力鬆綁 太緊的衣領和領帶會升高你的眼部血壓，壓縮頸靜脈，這是造成青光眼的主要原因。如果你的脖子正受著束縛，請鬆開它！

2.魚油對夜視有益 在飲食中添加額外的從魚油中提煉的基本脂肪酸，可改善夜盲症。基本脂肪酸缺乏還會導致視網膜受損。因此，如果你想在夜間看得見，請務必每周攝取兩份魚油。

3.觀察自己的眼睛 如果你的眼白發暗或發黃，這可能是肝臟衰竭的徵兆，建議多吃牛奶薊、生薑和柑橘類水果。

4.別「鹽」了你的眼 飲食中含有過量的鹽將使患白內障的機率加倍。研究表示，鹽吃得越少的人患白內障的可能性越低。小心加工食品、湯及穀物中隱藏的鹽。

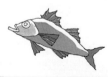

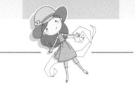

5. **金槍魚罐頭止斑** 每周食用金槍魚罐頭一次以上,可降低40%的老年斑生成率;和富含維生素的甘薯及番茄搭配食用可獲得最佳效果。

6. **漿果讓你眼清目明** 漿果中發現一種類黃酮的化合物可保護眼睛敏感的細胞,尤其能緩解長時間在電腦前工作的眼疲勞症狀。喝一杯藍莓果汁使眼睛明亮。

7. **定期吃魚** ω-3魚油被認為可預防黃斑(視網膜的中心)出現問題。一周要食用含魚油的魚類如金槍魚、鯖魚或鮭魚一次以上,並且使用亞麻籽和葵花籽油烹飪。

8. **胡蘿蔔保護視力** 胡蘿蔔真的可以使你在夜裡看得清楚,這是因為它富含各種維生素(尤其是維生素A),保護眼睛避免日常磨損。胡蘿蔔的營養在烹飪後更易被人體吸收(但不要過度烹飪)。

9. **巧克力有益視力** 一天一份巧克力,尤其是可可含量高的黑巧克力,對視力有很好的恢復提高作用。

10. **甘薯保持好視力** 甘薯吃起來可口甜膩,但它不含脂肪和膽固醇,卻富含有益視力的β胡蘿蔔素和維生素A。一個中等大小的甘薯只含大約130卡熱量。

11. **電腦螢幕的位置** 整天盯著電腦螢幕可能對眼睛有害,特別是當螢幕位置放得不對時。螢幕應該位於離眼睛大約60公分處,電腦頂部與眼睛在同一高度,同時手臂應該輕輕地置於桌子表面。

12. **留住完美視網膜** 雞蛋、魚肉中所含的牛磺酸是一種使視網膜強壯柔韌並可改善視力的重要成分。

13. **將你的雙眼置於保護下** 眼科醫生的護眼秘訣就是擁有一副抵擋室內紫外線(UVA)和室外紫外線(UVB)射線的太陽眼鏡,它可以保護眼睛免受陽光中有害紫外線的侵擾,為你光明的未來提供保障。

14. **少吃精麵粉，消除黑眼圈** 黑眼圈通常被認為是勞累的標誌，但它也可能是由對精製食物的不耐症引起的。試著減少幾天攝取精製食物，看看是否能使你的雙眼明亮起來。

15. **讓你的眼睛休息** 即使你只有一分鐘的休息時間，也要朝遠處望望，眨幾次眼使其濕潤，然後閉眼幾秒鐘，用手掌按壓穴位，使眼睛休息並恢復活力。

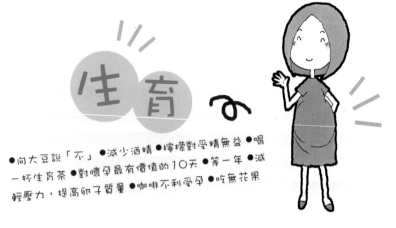

生育

●向大豆說「不」●減少酒精●檸檬對受精無益●喝一杯生育茶●對懷孕最有價值的10天●等一年●減輕壓力，提高卵子質量●咖啡不利受孕●吃無花果

1. **向大豆說「不」** 那些含有大豆或用塑料包裝的食品可能降低男性精子數目，因為它們的化學成分類似女性激素。

2. **減少酒精** 研究表示，飲少量酒的女性（每周不超過1.5公升）6個月內的受孕率是飲酒量較大的女性的兩倍。

3. **檸檬對受精無益** 具有鎮定作用的不含咖啡因的飲料，如用熱水沖的檸檬汁，實際上不利於受精，因為檸檬汁會直接或透過調節體內酸度間接地殺死精子。

4. **喝一杯生育茶** 每天泡125克茶可以使懷孕機會加倍，甚至會提高兩倍。紅茶比綠茶含有更多咖啡因，但都不會對你造成傷害。

5. **對懷孕最有價值的10天** 想要懷孕的女性應該在兩次月經期間的中間10天裡，每隔一

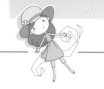

天有一次性生活。研究表示，排卵期的前後5天最有可能受孕。

6. **等一年** 對大多數女性而言，等待數月才懷孕是很正常的事，尤其是如果她們已經服用避孕藥好幾年的話。專家提醒在一年內沒有結果不必擔憂。

7. **減輕壓力，提高卵子質量** 你可以經由減輕生活壓力來提高卵子的質量。生活中的壓力會引起身體釋放壓力激素（如腎上腺素），這些物質會干擾天然的激素平衡，對卵子質量有害。

8. **咖啡不利受孕** 高咖啡因飲料不含茶的任何有益的抗氧化成分，經證實會降低男性和女性的孕育能力。高咖啡飲料包括過濾咖啡、可樂和能量飲料等。

9. **吃無花果** 缺乏鎂會導致女性受孕機會降低。乾製無花果和杏、麥芽、綠葉蔬菜、芝麻以及堅果等都是鎂的主要來源。

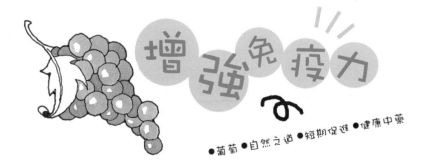

增強免疫力

●葡萄 ●自然之道 ●短期促進 ●健康中藥

1. **葡萄** 尤其是帶籽的，可以透過促進T細胞的生長提高免疫力。這種細胞對保護人體不受病毒和細菌侵擾至關重要。

2. **自然之道** 天然免疫力是我們與生俱來的，它在生命早期經由母乳得到提高。母乳喂養使抗體透過母體進入嬰兒體內。

3. **短期促進** 紫錐菊可增強白細胞侵入有機體的噬菌作用，最大程度地在短期內抵抗反覆發作的傳染病，如感冒。正因為如此，不要長期服用。

4. **健康中藥** 中藥黃耆透過增加骨髓和淋巴中幹細胞的數目來刺激免疫系統活動，並且使其成為積極的免疫細胞。研究發現，它也可以使免疫細胞由「休息」期轉化為「積極」期。

我只要不斷地練習，一定會是個美姿美少女囉！

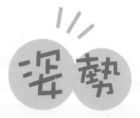

姿勢

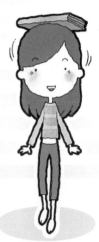

●別高聳肩膀 ●用適合的靠墊 ●抬頭走路放鬆背部 ●三指寬保持循環通暢 ●晚上睡硬床 ●移近你的鍵盤 ●別伸長脖子 ●側睡方式 ●習慣側睡 ●想像金絲構造良好姿勢 ●肘部彎曲 ●朝前看 ●走得快，不是跨得大 ●伸展你的脖子

1. **別高聳肩膀** 一種常見的錯誤姿勢是讓你的肩聳起至耳部，同時肌肉緊繃，背部前伸。試著輕輕收回肩部，給頸部留出足夠的空間。

2. **用適合的靠墊** 靠墊應該恰好在腰際凹陷處，舒適貼身地支撐你的脊柱。如果太低，會對骶骨關節造成壓力，使骨盆前移。

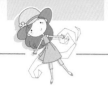

3. **抬頭走路放鬆背部** 走路時請抬頭挺胸，直視前方，放鬆頸部和肩部。把雙肩向後壓（而不是向上），這樣你的胸就挺起來了，挺直脊椎，你就站直了，但不要太僵硬。

4. **三指寬保持循環通暢** 如果坐下時你的腳懸著或縮攏，所增加的大腿背部的壓力會阻礙來自腳的循環。這會導致或加重踝關節腫大和靜脈曲張。將雙腳置於地上，並且在膝關節窩裡留出三指寬的距離。

5. **晚上睡硬床** 確保你的床墊足夠硬，使身體得到充分的支撐，並減輕脊椎壓力。

6. **移近你的鍵盤** 伸出你的肘部會使你的肩和背緊張，因而導致乳酸和其他不受歡迎的副產品產生。如果你在打字，將鍵盤放好，確保你的肘是垂在你身邊而不是伸出去的。

7. **別伸長脖子** 你的頸部不應該是直直的或是向前伸的。完美的姿勢是保持微微自然的彎曲，使下巴與地面平行，既不蜷縮也不突出。

8. **側睡方式** 如果夜間你是側臥的，考慮在膝間放置一個枕頭，使雙膝間的寬度和你的臀部一致。這樣可避免骨盆扭傷和減輕骨盆壓力，還能避免大腿疼痛所帶來的不適。

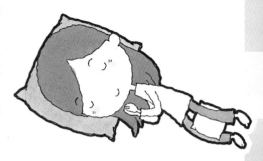

9. **習慣側睡** 側睡的人比仰睡和趴著睡的人更能減輕脊椎的負擔。趴著睡是最傷害脊椎健康的姿勢。

10. **想像金絲構造良好姿勢** 這條建議借鑒了亞歷山大技術，是一種教你挺直步行且不受傷害的方法。想像有一條金絲自下而上豎直穿過你的脊椎，通過頭頂，使你筆直伸展，同時讓你的脊椎骨也得到了均勻伸展。

11. **肘部彎曲** 走路時把手臂在肘部彎曲。大踏步時使用這個姿勢比把兩臂垂於身體兩側，可多消耗5%～10%的熱量。

12. **朝前看** 走路時可能會不由自主地看著自己的腳，但最好的姿勢是把目光集中於距自己3.5～6公尺的一個點。如果你把頭垂下，會增加頸部和肩部的壓力。

13. **走得快，不是跨得大** 行走時步伐邁得太大是達不到預期目標的，甚至可能對背部產生潛在的危害。步行的速度是由大腿的彈性所產生的，因此要走得快，而不是跨大步。

14. **伸展你的脖子** 靠牆站直，保持頭部水平，不要朝上或朝下看，向前伸出你的脖子，然後就像在鐵軌上一樣縮回你的下巴。重複這個動作5次來放鬆緊繃的頸部肌肉。

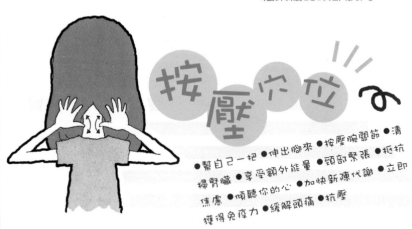

按壓穴位

●幫自己一把 ●伸出腳來 ●按壓腕關節 ●清掃脾臟 ●享受額外能量 ●頸部緊張 ●抵抗焦慮 ●傾聽你的心 ●加快新陳代謝 ●立即獲得免疫力 ●緩解頭痛 ●抗壓

1. **幫自己一把** 你的L14加壓點在你手掌的拇指與食指之間。想要找到它，請將拇指往食指的根部壓。你要尋找的點就在壓出肌肉的最突出部位。

按壓這個部位大約30秒可以使自己鎮定，還能幫助排除消化系統的毒素。但如果你是個孕婦，千萬不要嘗試這一招。

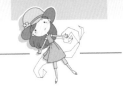

2. **伸出腳來** 你的L3穴位在大腳趾和第二隻腳趾之間的線上，離腳部凹陷處的腳面邊緣約三指寬。用你的食指沿逆時針方向在這個點上運動，可以使你感到放鬆，消除你的憤怒和低落情緒。

3. **按壓腕關節** 找到腕關節內腱之間的點，距手掌三指寬。吸氣，在緩慢呼氣的同時按壓。如此反覆數次，可減緩壓力。

4. **清掃腎臟** 按壓你的腎臟穴位可以治療疲勞和嗜睡，並通過腎臟為身體排毒。它位於腳底的中心位置二趾或三趾下的軟骨處。按壓、放開，如此重複數次。

5. **享受額外能量** 當你感覺疲勞時，刺激你的胃部穴位可以給你額外的能量。它位於膝蓋正下方，脛骨的外側。用手指指肚按壓該穴位至少30秒。

6. **頸部緊張** 利於減輕由緊張性頭痛和用眼過度引起的疼痛並能緩解緊張的穴位，位於頭骨底部與脊柱在頭頸兩側相接的枕骨中空處。用拇指同時在兩側按壓這個區域，但是請當心，別按得太用力。

7. **抵抗焦慮** 在前臂的頂端中心（手掌向下）即肘部正下方的大塊肌肉中有一個減輕壓力的穴位，可用於緩解焦慮和緊張。按壓幾秒鐘然後放開，反覆數次。

8. **傾聽你的心** 你的S119加壓點在耳朵附近，位於耳道前方。張嘴時它處於受壓迫狀態。按壓數次，可釋放你內在的衝動和慾望。

9. **加快新陳代謝** 一個促進新陳代謝的穴位位於腳面，大約在與中間兩隻腳趾縫紋相交的足弓上。用兩隻手指對此處大範圍地按壓，因為這兒有骨頭和韌帶。

10. **立即獲得免疫力** 一個增強免疫力，同時也有益於戰勝疲勞、情緒低落和渾身乏力的穴位，位於腳跟內側，腳後跟腱和踝骨之間。按壓、放開，如此數次，持續10～20秒。

11.**緩解頭痛** 背部有一個穴位可以緩解一般疼痛（尤其是頭痛），與腎臟在一條垂直線上。刺激該穴位的最佳方法是筆直坐在椅子上，雙手握拳。將雙手舉到背後，抬到肘部位置，雙拳相碰，與肘部平行，輕輕後靠。

12.**抗壓** 刺激位於手掌虎口處的針壓止血點可以幫助減緩壓力。用一隻拇指的指肚按壓另一隻手的虎口處，然後換手重複同樣的動作。

自我按摩

●使疼痛遠離胸部 ●不再頭痛
●按摩頸部 ●減輕下顎緊張

1.**使疼痛遠離胸部** 為了減輕胸腔前部的緊張狀態及頸部的壓力，使你自由呼吸，將右手的四指置於胸部左側鎖骨之下，畫圈，朝著肩關節向外逐漸增加力道。在另一側重複該動作。按摩時慢慢呼吸。

2.**不再頭痛** 要減輕頭皮的緊張，只需張開雙手的手指將其放在頭的兩邊，拇指朝向後頸。畫小圈，幾秒鐘後變換手的位置按摩不同的區域。

3.**按摩頸部** 為了減輕頸部壓力，將右手四指在你的左肩畫圈，將頭轉向右邊拉伸頸部前方的肌肉和韌帶以減輕頸部的緊張。另一邊重複相同動作。

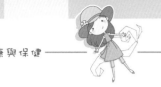

4. 減輕下頜緊張 要減輕下頜及臉頰的緊張，只需將左手四指並攏放在下頜，指尖正好指向位於耳垂前方的骨骼區域。輕輕地畫小圈按摩，不要按太重。

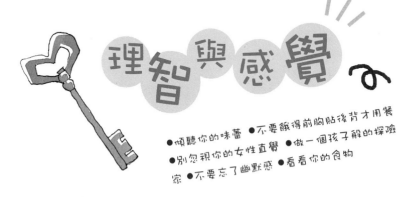

理智與感覺

●傾聽你的味蕾 ●不要餓得前胸貼後背才用餐 ●別忽視你的女性直覺 ●做一個孩子般的探險家 ●不要忘了幽默感 ●看看你的食物

1. 傾聽你的味蕾 如果你認為柚子太苦，你可能是個超級品嘗師。超級品嘗師的舌尖上每平方公分平均有425個味蕾，大部分人只有184個。

2. 不要餓得前胸貼後背才用餐 飢餓的人比不餓的人品嘗到鹽和糖的味道更強烈，所以別長時間不吃東西，這樣會造成鹽和糖的濫用。在你狼吞虎嚥之前吃些健康的零食。

3. 別忽視你的女性直覺 這完全不是天方夜譚。研究發現，相信自己直覺的女性比那些忽視潛在感覺的女性更健康愉快。

4. 做一個孩子般的探險家 兒童用他們所有的感覺探索世界——味覺、嗅覺、觸覺、視覺和聽覺。所以下一次如果去一個新的地方，別只依靠視覺和聽覺，還要想想你的其他感覺反應如何。

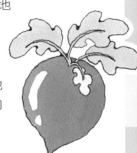

5. 不要忘了幽默感 幽默感無疑是對我們的健康和快樂至關重要的，所以不論你做什麼、身在何處，不要忘記你的幽默感。能夠看到困難和問題有趣一面的人，能更快適應惡劣的環境。

6. 看看你的食物 沒有嗅覺，我們的味覺將一無是處。但很多人不知道食物的外觀對味道也很重要。很簡單，看上去漂亮的食物吃起來也特別棒。

睡眠

●睡眠並生存著 ●果汁讓你睡去 ●控制你的舌頭 ●色氨酸有益睡眠 ●小心耗盡精力 ●草藥安眠 ●甜玉米使你安睡 ●睡眠第一 ●睡出健康 ●隨「流」而去 ●泡走失眠 ●做個睡美人 ●小心安眠藥 ●睡得多，打鼾少 ●別在睡前運動 ●按時睡覺 ●遠離咖啡因 ●別第一時間就睡著 ●睡足8小時 ●讓你的被子透透氣 ●睡得長，活得長 ●高碳好睡眠 ●陷入埃及棉中 ●貓王療法 ●別讓午覺帶走你的夜間睡眠 ●夜間的手部護理 ●睡跑你的煩惱 ●涼爽睡眠 ●睡出好身材

1. 睡眠並生存著 睡眠對生存來說和食物一樣重要。科學家發現被剝奪睡眠的動物2～3周之內便會死亡，幾乎和沒有食物維持的時間相等。

2. 果汁讓你睡去 把3個蘋果、2個橘子、1個檸檬和2把冰川萵苣葉（其中含有內酯，一種天然的具有止痛作用的鎮定物質）打成汁，睡前喝一杯可以使你像個寶寶一樣睡著。

3. 控制你的舌頭 專家建議你偶爾嘗試這個睡眠小竅門：閉上雙眼，抬起你的舌頭不讓它碰到面頰和上頜，彷彿你閉著嘴打呵欠，你會很快沉沉睡去。

4. 色氨酸有益睡眠 色氨酸是牛奶和肉類等蛋白質飲食中所含有的八種氨基酸成分之一。它能促進睡眠和刺激大腦中睡眠激素的產生。

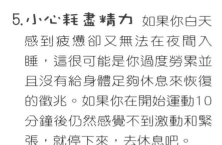

5. **小心耗盡精力** 如果你白天感到疲憊卻又無法在夜間入睡，這很可能是你過度勞累並且沒有給身體足夠休息來恢復的徵兆。如果你在開始運動10分鐘後仍然感覺不到激動和緊張，就停下來，去休息吧。

6. **草藥安眠** 某些草藥如頡草屬植物、甘菊、蛇麻草和酸橙樹花，具有鎮靜的特效。因此，經常服用這些花草茶或將這些草藥塞入枕頭內可提高睡眠品質。

7. **甜玉米使你安睡** 一些食物，包括甜玉米、燕麥、水稻、番茄和香蕉，含有微量褪黑激素，可以調節睡眠。

晚安，早點就寢，專家說，一天最好睡足八小時，美容又健康。

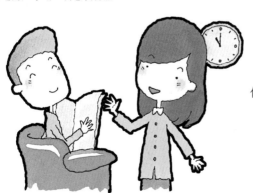

8. **睡眠第一** 專家們說，缺乏睡眠會削弱你的協調、判斷和免疫系統，因此將睡好眠作為健康的第一步。養成每晚同一時間入睡的習慣。如果到了上床時間真的還有特別的工作沒有完成，還是留到明天再做吧。

9. **睡出健康** 長期缺乏睡眠會引起心血管功能下降11％，這意味著睡眠對身材和健康都很重要。

10. **隨「流」而去** 一些證據顯示，手腳血液減少會使人清醒。穿襪子上床或在被裡放電熱毯可以保持腳的溫度，促進腳部血液循環。

11. **泡走失眠** 睡覺前泡個溫水澡可以幫助你放鬆肌肉並使其進入靜止狀態，這將有助睡眠。試著使用一些鎮定香精油，如薰衣草精油，並且調低光線營造睡眠環境。

12. **做個睡美人** 晚上，當你睡著時，你的皮膚、頭髮和指甲得到機會修復，可以解決任何健康問題。減少睡眠時間則會影響你身體所有部位的健康，包括你的外表。

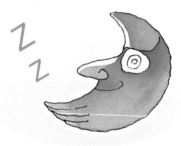

13. **小心安眠藥** 有些治療失眠的藥物可以幫助睡眠，但如果它們減少了有治療性的快速眼球運動性睡眠，即深度睡眠，睡再多也得不到好處。服用之前向你的醫生諮詢。

14. **睡得多，打鼾少** 缺乏睡眠，尤其是超過數周後，會引起喉部肌肉鬆弛導致更經常打鼾和睡得更少。為了停止打鼾，每晚至少睡7小時。

15. **別在睡前運動** 由於進行體育運動會升高人體溫度，使你清醒，所以睡前不適宜運動。嘗試放鬆地伸展或泡個澡。

16. **按時睡覺** 根據專家意見，每晚同一時間睡覺有助於你的身體進入規律的睡眠節奏，可解決任何睡眠問題。同樣，試著每天同一時間起床，使你的生理時鐘上軌道。

17. **遠離咖啡因** 咖啡因有著眾所周知的刺激性，睡前飲用會影響睡眠品質。記住巧克力也含有咖啡因，所以消夜吃巧克力並不是一個好主意。

18. **別第一時間就睡著** 如果你的頭一碰到枕頭就睡著了，你可能正飽受著睡眠匱乏的影響。健康的人平均10分鐘後睡著。

19. **睡足8小時** 據估計，平均每晚8小時的睡眠可使身心恢復能量，所以別只在周末睡懶覺，你的身體需要足夠的睡眠。

20. **讓你的被子透透氣** 細菌、霉菌和蟎蟲在潮濕的環境下生存，所以起床後別急著疊被子，而是立即把被子翻轉過來，讓它呼吸30分鐘。打開窗戶使房間通風也一樣有用。

21.**睡得長，活得長** 最近的研究表示，每晚只睡6小時的人死亡率高於多睡1個小時或更多的人。所以如果你想活得更久，就多睡會兒吧。

22.**高碳好睡眠** 不論你是醒著還是睡著，葡萄糖永遠給大腦提供燃料。晚飯多吃些含碳水化合物的食物，尤其是緩慢釋放能量的食物，能使你擁有長而健康的睡眠。

23.**陷入埃及棉中** 埃及棉被單比其他類型的床上用品少18%的潮濕度，不僅可以使你的肌膚健康乾燥，而且可以避免潮濕問題產生，使你的睡眠更舒適。

24.**貓王療法** 貓王最喜歡的花生油和香蕉三明治或許是最好的睡前點心，因為它含有豐富的色氨酸。它還能緩慢地釋放能量，促進健康的睡眠循環。

25.**別讓午覺帶走你的夜間睡眠** 午覺會毀了睡眠習慣，所以限制在20分鐘以內。別睡得太晚，下午兩點到三點為最佳。

26.**夜間的手部護理** 薰衣草護手霜不僅可以帶給手和指甲良好的補水效果，它的香味還可以促進深度睡眠。

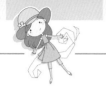

27.**睡跑你的煩惱** 如果你的壓力很大，睡眠可能是唯一能夠讓你的大腦有解決問題的機會。大腦的潛意識工作會使你在早晨醒來時有驚喜的發現。

28.**涼爽睡眠** 體溫在睡眠時會自然下降，以達到最深沉最平靜的睡眠。使你的臥室比其他房間涼快，別蓋多餘的棉被。研究表示，16℃最適宜恬靜的睡眠，而當室溫達到24℃時則會導致不適。

29.**睡出好身材** 缺乏睡眠會減緩新陳代謝，使你的體重難以減少。為了保持苗條和最佳的新陳代謝，應確保每晚至少有7小時的高質量睡眠。

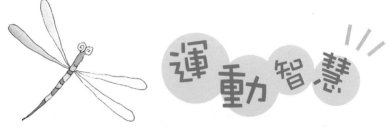

運動智慧

●喝水很重要 ●運動後再伸展 ●劇烈運動 ●運動預防糖尿病 ●「帶」走你的疼痛 ●別餓著自己 ●水果的力量 ●吃肉長肌肉 ●吸入呼出 ●逐步加快 ●選擇多樣化運動 ●一月一目標 ●完美姿勢 ●給自己塊金牌 ●別忽略背部運動 ●衝浪健腿 ●仰臥起坐時別彎著腰 ●有人打網球嗎？ ●壁球的作用 ●爆發性力量 ●備馬 ●墊上鞋墊 ●打籃球阻止胃下垂 ●撿球也能減肥 ●鍛鍊你的手臂 ●避開咖啡因 ●拳擊沙袋 ●適度運動 ●大口喝水 ●晨練 ●去掉大肚腩 ●拒絕欄杆 ●直接做負重訓練 ●頻繁補水 ●有效伸展 ●對哮喘無害的運動

1. 喝水很重要 由於水是加速新陳代謝的必要物質，所以除非你在運動中始終保持水分飽滿的狀態，否則你無法完全獲取日常運動所帶來的益處。你只需大量喝水就可以促進身體的運動機能。研究說明，僅僅3%的體液流失會降低7%的身體機能。所以，在你運動前、後和過程中都要喝足水。

2. 運動後再伸展 研究顯示，在運動前做伸展運動不如在運動後做重要。你應該在運動前做一些慢節奏的熱身運動，而用更多的時間在運動後做適當的伸展。

3. 劇烈運動 高強度運動有助於更有效更長久地維持睡眠中的新陳代謝，也是脂肪長時間燃燒的必要條件。研究人員發現，增強你的運動強度可以幫助你每天多燃燒300卡路里的脂肪，即使是在睡眠中也可以做到！

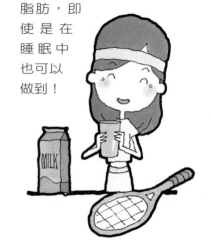

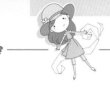

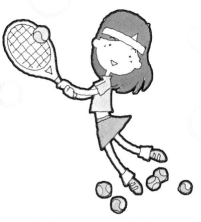

7.水果的力量 在運動後喝杯牛奶，享用一點含有能緩慢釋放能量的果糖的健康水果或乾果，可以促進長期的健康和身體機能。這是透過調節人體內碳水化合物的水平、促進脂肪的新陳代謝而來的。

8.吃肉長肌肉 食用且保持規律運動的人與同輩的素食者相比，前者更容易長肌肉、減肥以及強身健體。這或許是因為他們的膳食中含有更多的蛋白質。

9.吸入呼出 平穩地呼吸，用氧氣滋養你的身體。通常，在運動強度較少時吸氣和運動強度較大時呼氣，可以保持最適宜的氧氣量。

10.逐步加快 不要一開始就把踏步機或計步器設定太高，這樣你就只能緊緊抓住扶手，反而達不到作用。用自己的腿來感受速度的快慢，讓你的心跳慢慢加快，在你感覺舒適的前提下逐漸加速。

4.運動預防糖尿病 運動能減少人體內的脂肪組織，使得細胞對胰島素的反應更加靈敏。每周運動5次可以使糖尿病患病率降低45％，而每周運動2～3次可降低40％，一周一次則可降低25％。

5.「帶」走你的疼痛 如果你經常在運動時受到肋部疼痛的困擾，繫條運動帶可以防止疼痛。將手臂高舉過頭或按壓疼痛部位數分鐘也可產生同樣的效果。

6.別餓著自己 不攝入足夠多的碳水化合物和蛋白質的人，無法達到和其他人一樣的運動強度，因而無法取得同樣的新陳代謝效果，也就無法從運動中獲得良好的減肥效果。

11. **選擇多樣化運動** 對我們大多數人來說，每天做同樣的運動會感到枯燥，不僅僅是精神上的，身體上也一樣。請不斷變換你的運動種類，以增進精神和身體的健康。

12. **一月一目標** 訂下小而易實現的目標，別設立不可能實現的目標讓自己失敗。比如說每周在體育館或健身房做30分鐘的訓練，將會使你更容易體會到成功。

13. **完美姿勢** 在你運動時，別忘了鍛鍊腹部的核心力量肌肉。它會使你的身體保持強壯穩健，幫助你避免受傷，也可以避免運動中的壞習慣。

14. **給自己塊金牌** 為自己的成功獎勵自己。當你不想運動時，想想你上次運動後有多快樂。用健康的獎品獎勵自己，如運動服、運動時聽的音樂，或者一次運動按摩。

15. **別忽略背部運動** 當訂定一個完整的運動計畫時，別忘了背部運動。儘管它們看上去並不像那些可炫耀的三頭肌曲線或腿部肌肉那樣重要，但強壯的背部是高效運動和避免受傷的關鍵。

16. **衝浪健腿** 如果你不想在體育館裡練得汗流浹背或參加團隊運動，而是想透過最好的途徑強健你的雙腿，為自己準備一塊衝浪板去衝浪吧。衝浪對強健腿部和腹部十分有益，也是鍛鍊平衡能力的好方法。

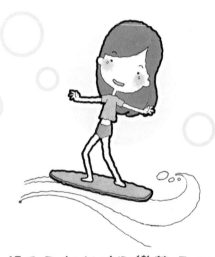

17. **仰臥起坐時別彎著腰** 很多人在仰臥起坐時並沒有真正運動他們的腹部。確保朝著天花板抬起你的上身，而不是朝著膝蓋方向彎著腰抬起，否則就達不到鍛鍊肌肉的效果了。

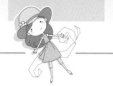

18. 有人打網球嗎？ 打網球每小時消耗400卡路里，儘管它可能並不如跑步或游泳那樣有益於心血管，但對戰術的思考卻可以在刺激身體的同時激發你的智力，讓你得到全面鍛鍊。

19. 壁球的作用 打一場比賽，壁球確實可以使你的胳膊和腹肌更結實，同時也可以促進心血管功能。它也是一個解決臀部鬆弛的好辦法，因為你得在球場四處撲擊。

20. 爆發性力量 爆發性的運動比其他一些重量訓練能夠更快地產生力量，比如衝刺。要想檢驗這一點，就試著放慢你平常運動的速度，但是在開始和結束時要有高衝擊力。

21. 備馬 透過一系列的腿部運動，騎馬不僅鍛鍊臀部、小腿和大腿，它同時也增強你骨盆、臀部和腰部的強度與靈活性，並且也可以活動大腿肌肉，減少脂肪。

22. 墊上鞋墊 在運動鞋中墊一塊鞋墊可以預防膝蓋和腳踝受傷，因為它可以使人們注意到自己的腳所在的位置，尤其是在高反應度的運動中，例如足球和籃球。

23. 打籃球阻止胃下垂 籃球通常被認為是鍛鍊手臂和腿的運動，而不是鍛鍊胃部。但籃球的扭動和伸展動作都表明，籃球實際上是治療胃下垂的好辦法，尤其當你灌籃的時候。

24. 撿球也能減肥 下次你玩球類運動，如棒球、壘球、回旋球或板球時，自願去彎腰撿球吧，這比你在運動場上的任何一個姿勢都能燃燒更多的卡路里。

25. 鍛鍊你的手臂 如果野外攀岩對你來說太困難了點，但你又想鍛鍊上半身，那麼試試更加安全的抱石運動吧。這是一種在高度僅僅四五公尺的岩石表面攀爬的運動，它不但能增強臂力，在短短的半個鐘頭內就可以驚人地燃燒360卡路里。

26. 避開咖啡因 為了避免運動時感到肋部疼痛，開始運動前一個小時內不要喝咖啡。咖啡因飲料，尤其當它們同時充了碳酸氣時，會增加肋部疼痛的可能性。

27. 拳擊沙袋 要想最大限度地對身體和大腦進行強化訓練，就找個沙袋和吊繩。已有研究證實，練習拳擊不僅可以保護心血管的健康，也可以讓壓力從攻擊中釋放出去。

28. 適度運動 運動過度和運動不足一樣危險。為了避免這樣的問題，確保你每周有一整天的休息日，每2～3個月給自己一整周的休息時間，以保證身心健康。

29. 大口喝水 在運動過程中不斷喝少量的水不是給身體補水的好辦法，不如偶爾大口地喝幾口水，因為大量的水可以更快地經過你的胃，也更容易被人體吸收。

30. 晨練 早晨起床就運動會幫助你一天的新陳代謝，當代謝速度變快時，你會消耗更多的卡路里。因此，晨練意味著你吃下和以往同樣多的東西都可以減肥。

31. 去掉大肚腩 肚皮舞是一項很好的去除贅肉的運動，因為它常常用到腹肌和骨盆肌肉。它也很有趣、很性感。這還不能滿足你對運動的需求麼？

32. 拒絕欄杆 上樓梯時依賴扶手或欄杆會剝奪你鍛鍊雙腿的機會。試著把雙手放在身體兩側來保持強度和平衡感（用跑步機也是如此）。

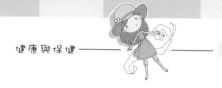

33. 直接做負重訓練 專家建議，負重訓練應該在心血管運動前進行，因為它需要新鮮的能量，而心血管運動需要較少的能量。心血管運動還幫助清除肌肉中的毒素，所以應作為最後一項運動。

34. 頻繁補水 最近一項研究說明，在持續至少30分鐘的運動中，每隔10～20分鐘喝一次水的人會有更好的運動效果。

35. 有效伸展 除非持續一段時間，否則伸展運動是無效的。你必須在找到正確的伸展位置後持續至少25秒。深呼吸幫助身體將含氧豐富的血液輸送到肌肉疼痛處。

36. 對哮喘無害的運動 超過10％的奧林匹克運動員患有哮喘，所以不要讓它阻礙你從事運動。做些近水運動，如游泳、泛舟、航海和帆板運動，因為在水邊哮喘會好一點。

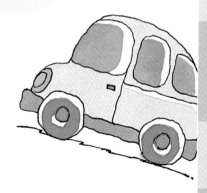

疾病與治療

illness & ailments ·····

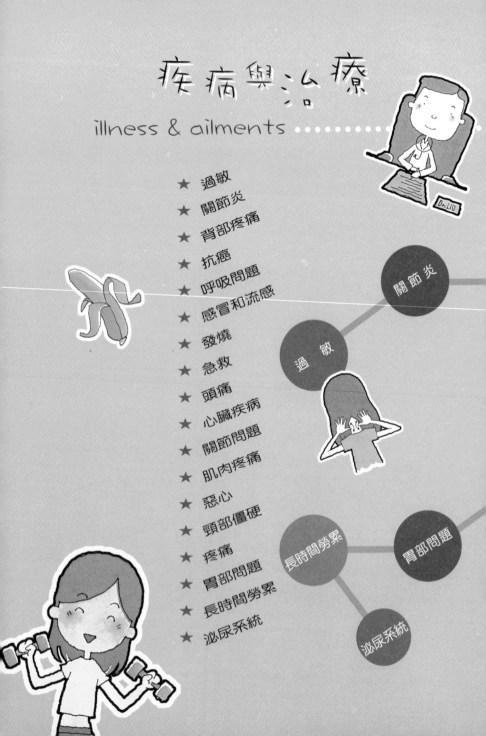

- ★ 過敏
- ★ 關節炎
- ★ 背部疼痛
- ★ 抗癌
- ★ 呼吸問題
- ★ 感冒和流感
- ★ 發燒
- ★ 急救
- ★ 頭痛
- ★ 心臟疾病
- ★ 關節問題
- ★ 肌肉疼痛
- ★ 惡心
- ★ 頸部僵硬
- ★ 疼痛
- ★ 胃部問題
- ★ 長時間勞累
- ★ 泌尿系統

關節炎

過 敏

長時間勞累

胃部問題

泌尿系統

Dr. LIU

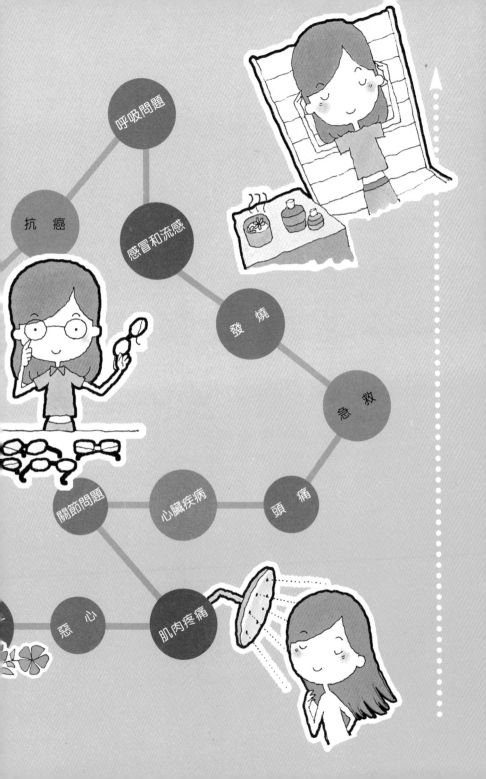

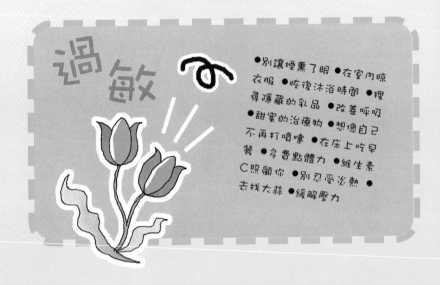

過敏

- 別讓煙熏了眼 ●在室內晾衣服 ●恢復沐浴時間 ●搜尋隱藏的乳品 ●改善呼吸 ●甜蜜的治療物 ●想像自己不再打噴嚏 ●在床上吃早餐 ●多費點體力 ●維生素C照顧你 ●別忍受炎熱 ●去找大蒜 ●緩解壓力

1. **別讓煙熏了眼** 保持房間通風良好。空氣中漂浮的氣體，如新漆、柏油、空氣污染、殺蟲劑和香菸散發的氣味，都會刺激你的眼、鼻、口中敏感的黏膜，使你的過敏症狀加重。

2. **在室內晾衣服** 為避免那些隨風飄來的花粉和草籽黏在衣物上，和你接觸，引起過敏反應，就在室內晾衣物和被褥，別把它們掛在室外的曬衣架上。

3. **恢復沐浴時間** 還記得以前你上床前做的最後一件事就是洗澡嗎？已證實晚上洗頭和洗澡比早上更容易除去黏著在頭髮皮膚上的過敏原，避免過敏感染。

4. **搜尋隱藏的乳品** 如果牛奶會讓你感到不適，你必須警惕那些帶有隱藏過敏原成分的產品。當心酪蛋白、酪蛋白酸鈉、乳球蛋白和牛軋糖料。

好香，植物的香氣令人身心舒暢。

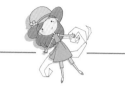

5. 改善呼吸 薰衣草、桉樹、甘菊精油各一滴，和熱水混合成一杯吸入劑，它能緩和呼吸、減輕鼻喉腫脹和發炎症狀。把一塊毛巾蓋在頭上，俯身吸氣，讓吸入劑蒸汽完全被吸入。

6. 甜蜜的治療物 蜂蜜的治療特性源於它所含有的豐富的花粉及植物成分，可使人體產生天然的免疫力。花粉、蜂王漿、蜂巢和未過濾的蜂蜜都有治療作用。

7. 想像自己不再打噴嚏 每天花時間想像自己沒有過敏也很重要，它會產生意想不到的療效喔。在一處安靜的地方花10分鐘創造一個沒有過敏的自我形象，幾天後症狀可能就會有所減輕。

8. 在床上吃早餐 清晨習慣性打噴嚏和咳嗽，通常是由於身體對寒冷的敏感造成的，因此在床上吃些溫熱的早餐或喝點熱飲，先給身體一些時間來適應溫度變化，可以幫助避免這些刺激。

9. 多費點體力 清潔劑中含有一些極危險的過敏物質，如甲醛、苯酚、氨等。不妨用醋、蘇打粉、檸檬汁和水，再加上辛苦打掃勞動身體作為替代。

10. 維生素C照顧你 對你的免疫系統來說，維生素C真的是一種了不起的東西。確保每天攝入大量水果和蔬菜或其替代品，以保護你的身體抵擋感染。

11. 別忍受炎熱 一間炎熱、潮濕的房間往往是霉、霉菌、蟎蟲滋生的溫床。把空調的溫度調到大約21℃。如果你的房間很潮濕的話，考慮安裝一個除濕機來清除過敏原。

12. 去找大蒜 大蒜被認為可以增強免疫力，能幫助調節身體對花粉顆粒的過敏反應。

13. 緩解壓力 情緒緊張會惡化身體對過敏原的反應，所以放鬆可以幫助減輕過敏反應的症狀，尤其是和呼吸問題有關的過敏反應。

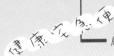

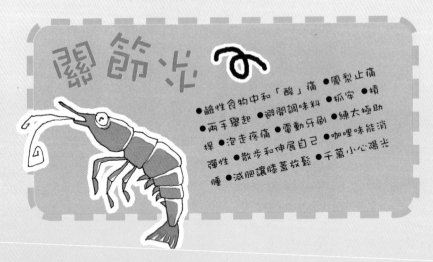

關節炎

●鹼性食物中和「酸」痛 ●鳳梨止痛
●兩手舉起 ●避開調味料 ●抓牢 ●槓
桿 ●泡走疼痛 ●電動牙刷 ●練太極助
彈性 ●散步和伸展自己 ●咖哩味能消
腫 ●減肥讓膝蓋放鬆 ●千萬小心陽光

1. **鹼性食物中和「酸」痛**
酸性食物，比如番茄、柑橘類水果和果汁以及紅肉，會在你的關節處形成酸性結晶，使你的關節炎更加疼痛。改吃高鹼性或中性食物，如綠色蔬菜、雞蛋、乳製品和水。

2. **鳳梨止痛** 鳳梨可以抑制炎症，促進骨骼健康，繼而改善關節疼痛。人們認為鳳梨具有抗炎症特性是因為它所含的大量鳳梨蛋白酶所致。

3. **兩手舉起** 托舉煎鍋、提起水壺倒水和抬起笨重的家具時，用雙手而不是只用一隻手，這樣可以緩解由關節摩擦所引起的緊張和壓力，並減輕由此造成的疼痛和不適。

4. **避開調味料** 芥末、蛋黃醬和醋等調味料會干擾人體的酸鹼度，使人體變酸，關節疼痛。食用天然的優格作為搭配或選擇番茄醬。

5. **抓牢** 如果你的手關節疼痛，那麼在廚房裡擺放大把手的家具和器物會比較安全。還可以選擇在光滑的扶手上裹一層膠帶或泡沫塑料，這樣就更容易抓牢了。

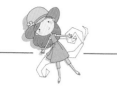

6.**槓桿** 如果你的握力很弱，那麼為什麼不用槓桿式水龍頭替代難擰的旋轉式龍頭？這會大大改善你的生活，你可以不用花太多力氣去擰開或擰緊水龍頭。你也可以把門把手換成槓桿式的。

7.**泡走疼痛** 早晨泡個溫水澡或浸泡一下手腳，可以幫助緩解難以忍受的關節炎疼痛。浸泡10分鐘以上可以大大增加療效。

8.**電動牙刷** 電動牙刷可以方便那些手部有關節炎或抓握困難的人清潔牙齒。

9.**練太極助彈性** 古老的中國太極拳可以同時減輕關節炎的不適和關節僵硬引起的疼痛。一周至少練習2～3次最為有益。

10.**散步和伸展自己** 有規律地步行、輕度地舉重和伸展可減輕關節炎的疼痛。每天運動20～30分鐘，以達到最佳止痛效果。

11.**咖哩味能消腫** 咖哩含有大量薑黃，這是一種天然消炎藥，可以緩解疼痛和腫脹。如果你不喜歡這種辛辣的食物，選用替代品也可以。

12.**減肥讓膝蓋放鬆** 專家指出，體重超重會對關節造成極大的威脅，以至於只要減去5公斤體重就可減少50％患膝蓋關節炎的可能性。

13.**千萬小心陽光** 關節炎使皮膚對陽光極為敏感。因此在陽光明媚的日子裡，遮好你的頭、肩和眼睛。

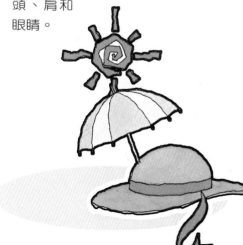

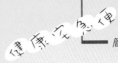
背部疼痛

●放鬆肌肉 ●別駝背 ●快速放鬆你的背 ●穿低跟鞋 ●正確的抬舉姿勢 ●正確使用背包 ●舒服地躺下 ●減肥止痛 ●冷熱敷消腫 ●支持後背 ●仰臥起坐 ●漂亮的坐姿 ●螢幕位置 ●伸展臀部 ●別歇著不動 ●伸直你的腿 ●睡午覺 ●戒菸對脊椎的好處 ●貓式拱背 ●別想它 ●補鈣 ●骨盆練習 ●熱療法 ●游出健康 ●少咖啡因

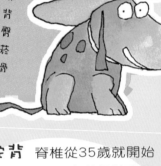

1. 放鬆肌肉 壓力引起的肌肉緊張會導致疼痛，尤其是下背部支撐姿勢的肌肉過度勞累時。專家估計，大約1/5的疼痛是由壓力引起的，因此放鬆是最好的預防措施。

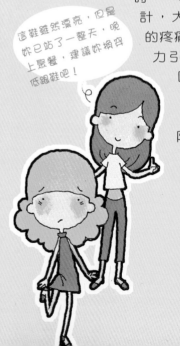

這鞋雖然漂亮，但是妳已站了一整天，晚上聚餐，建議妳換穿低跟鞋吧！

2. 別駝背 脊椎從35歲就開始磨損，所以在此之前保持脊椎柔韌強壯很重要。許多人忘記了背不僅僅能向前彎——向後彎成拱狀同樣很重要。你可以簡單地藉著想這個動作放鬆肌肉，或嘗試向後彎曲的瑜伽姿勢。

3. 快速放鬆你的背 在桌旁快速伸展你的背，將雙腳平放在地上，靠向椅背，微微彎曲背部。把頭向後靠，然後深呼吸幾下。

4. 穿低跟鞋 選擇合腳的低跟鞋子，是保持健康的關鍵。鞋跟每增加2.5公分會加倍拉緊

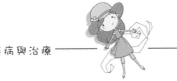

關節，使骨盆失去平衡。所以，避免在那些迷人的夜晚穿著高跟鞋走太長的路。

5. 正確的抬舉姿勢 許多背部問題是由不良的抬舉姿勢和錯誤地攜帶重物引起的。最佳的抬舉姿勢是用腿來工作，而不是背。因此，當你舉起東西時，一定要膝蓋彎曲，將重物靠近腰部位置。

6. 正確使用背包 總是用一側肩背包會導致肌肉失衡和無力，引起疼痛。解決辦法就是每隔一天換一個肩來背，或使用雙肩背包。

7. 舒服地躺下 仰睡會使你的背部和頸部處於緊張的姿態，清晨起來容易感到僵硬和疼痛。為避免問題發展，平躺時在膝下放置一個枕頭；或者側睡，雙膝微微彎曲，兩膝間放個枕頭。

8. 減肥止痛 體重超重迫使你的身體承受超過它自然的重量。正常情況下，大部分人每天至少行走一到二公里，因此身上的每一斤肉都很重要，瘦身可以幫助大部分肥胖的人改善背部疼痛。

9. 冷熱敷消腫 用冰袋在患處敷5～10分鐘可以消炎。如果24小時後腫痛依然沒有消失，換用熱毛巾熱敷或洗浴。

10. 支持後背 在椅子上放置一個合適的靠背在背下部，以減輕對背部的壓力，或在背部塞入一個薄靠墊或捲起的毛衣作為支撐。

11. 仰臥起坐 據估計，增強腹肌可預防75％的下背部問題。常規的仰臥起坐及腹肌鍛鍊對你很有幫助，皮拉提斯和瑜伽課程的核心力量訓練也同樣有效。

12. 漂亮的坐姿 當長時間坐在桌邊時，將兩腳平放地面或利用一個腳部支撐，來避免由大腿前側支撐小腿的重量。

13.螢幕位置 在你使用電腦時，保證你的電腦螢幕擺放在使視力舒適的最佳位置——你無需向前傾或離得太遠，只需使其與你的眼睛保持水平。此外，使用鍵盤時你的雙臂也應該輕輕地放在桌面上。

14.伸展臀部 許多背部問題緣自於臀部。平躺在地板上，一條腿平放，另一條腿曲膝，伸展你的髖關節肌肉。然後朝胸部慢慢收回彎曲的那條腿，將整個背部壓向地面。保持該動作30秒。

15.別歇著不動 研究表明，患有急性背部疼痛的人若每日盡可能規律地來回走動，比起那些休息的人恢復得更好。因為自然地移動身子可使體液進入海綿狀的椎間盤，它能夠發揮分離和支撐背部椎骨的作用。所以不到萬不得已，千萬別休息太久。

16.伸直你的腿 記住不能蹺二郎腿，那樣會引起你的骨盆和臀部傾斜和緊繃，或使你的大腿太過固定地壓在椅子上，這會增加大腿底部靜脈的壓力。

17.睡午覺 坐著時背部的壓力超過站著時的2.5倍，是睡著時的10倍。有鑒於此，小睡10分鐘午覺或下午躺一會兒，可為你的背部帶來極大好處。

18.戒菸對脊椎的好處 吸菸者比不吸菸者更容易罹患背部疾病，因為尼古丁妨礙血液流至墊護脊椎的椎間盤。

19.貓式拱背 為減輕背部的任何緊張與不適，雙手雙膝著地，掌心向下，雙掌距離與肩同寬，目視地面。慢慢抬起背，形成一個圓拱形，保持5秒鐘然後放鬆。重複該動作10次。

20.別想它 老生常談的話還是有道理的——你越是記掛疼痛，疼痛越是離不開你。研究者們發現，那些不想著疼痛的人會疼得少一點。

21.補鈣 鈣是保持脊椎骨骼堅實且富有韌性的重要元素。除了牛奶之外，還有許多其他豐富的來源，包括優酪乳、花椰菜、甘藍、無花果、杏仁和鈣補充物。

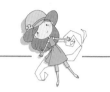

22. 骨盆練習 嘗試這個骨盆練習來緩解任何你的後背感到的壓力。平躺，雙腿彎曲，雙腳平放地板。收腹使背部貼近地面，堅持10秒鐘後放鬆。重複5次，期間保持正常呼吸。

23. 熱療法 為了減輕背部的慢性疼痛和僵硬，試試熱水療法，如游泳、按摩池、熱水浴，或者去蒸汽室。還可以使用熱敷法，用熱毛巾或微波熱敷該部位。

24. 游出健康 游泳是一項對背部極佳的運動，因為它避免了劇烈運動所引起的過度疲勞，還可以使身體在水的支撐下重新進行自我調整。

25. 少咖啡因 你或許認為咖啡可以提供你每日清晨所需的額外能量，但別接著喝第二杯、第三杯。最近的研究發現，過多的咖啡因會削弱骨骼強度。

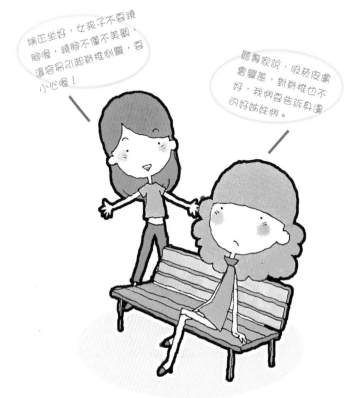

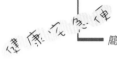

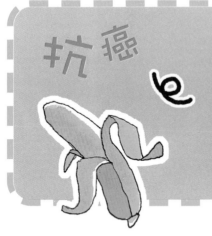

抗癌

●提高警惕 ●乳清抗擊乳癌 ●芽甘藍多重抗癌 ●運動抵抗癌症 ●鈣能抗癌 ●匹薄抗癌 ●綠茶保護自己 ●蔬菜加水果 ●愛上桃子 ●檸檬戰勝疾病 ●「臭」味健康 ●微煎健康 ●多吃菠菜 ●吃掉一道彩虹 ●豆類抗癌 ●訓練你的味蕾 ●喝低脂牛奶 ●莓子抗癌 ●保持新鮮 ●水芹抗癌 ●別吃醃菜

1. **提高警惕** 對自己的身體變化時刻保持警惕，是發現早期癌症的最有效的方法，能夠增加有效治療的機會。可根據你的肌膚外表和感覺來追蹤變化。

2. **乳清抗擊乳癌** 乳清是一種牛奶中凝乳分離後的水質物。它可減少雌激素，預防乳腺癌的發生。專家認為醬油也有類似的效果。

3. **芽甘藍多重抗癌** 萊菔子硫和抗氧化礦物質硒共用比單獨應用，在抗癌方面的效果增強了13倍。硒和萊服子硫在芽甘藍、花椰菜和卷心菜中含量豐富。

4. **運動抵抗癌症** 研究表明，有規律的運動使身體產生一系列抵抗癌症的變化。結腸癌、乳腺癌、前列腺癌及其他癌症都可透過有規律的運動減少發病率。

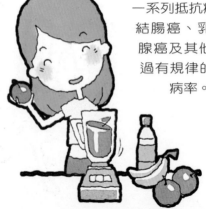

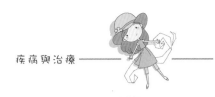

5. **鈣能抗癌** 限制乳製品的低脂食譜會使鈣攝入量降低至危險水平，可能導致減肥者更易罹患結腸癌。研究顯示，即使增加很小的鈣量也能將危險減半。

6. **匹薩抗癌** 匹薩不全是壞的，而且它上面的番茄醬越多越好。強大的抗氧化劑茄紅素，就是使番茄看上去紅紅的物質，對癌症有抵制作用。烹飪過的番茄最好。

7. **綠茶保護自己** 綠茶中的多酚和兒茶酚有很強的抗氧化及抗癌作用。試著長期飲用，一天至少一杯。

8. **蔬菜加水果** 新鮮水果和蔬菜是強而有力的抗擊癌症的代表，它們甚至可以幫助菸槍降低患肺癌的機率。

9. **愛上桃子** 桃子、甘薯和杏含有大量胡蘿蔔素，不僅可以抑制癌細胞生長，同時可以殺死它們。

10. **檸檬戰勝疾病** 柑橘類水果如柚子、檸檬和橘子都具有很強的抗癌性，因為它們含有所有天然的抵擋癌細胞的物質。

11. **「臭」味健康** 洋蔥和大蒜等具有刺激性氣味的食物不僅對腫瘤癌具有療效，而且可以增強身體抵抗力。

12. **微煎健康** 烘、烤和燒烤時燒焦的食物會在焦的部分產生致癌物質；最健康的食物是燒透但不燒焦。

13. **多吃菠菜** 菠菜含有明膠——一種強大的抗癌物質。其他綠色蔬菜中也含有少量明膠。

14. **吃掉一道彩虹** 好像每個人都認為紅色的水果和蔬菜對我們好處多多，但不要忘了還有其他顏色。例如，稍稍攝取一些黃綠色的蔬菜，對預防子宮頸癌和乳腺癌很有幫助。

15. **豆類抗癌** 有規律地食用豆子，包括鷹嘴豆、芸豆和小扁豆，每周一份，可減少一半因癌症引起的死亡。這是因為豆類中含有各種抗癌物質。

16. **訓練你的味蕾** 糖是最主要的致癌因素之一。不要再選擇高糖食品，慢慢訓練你的味蕾，減少飲食中的糖分或用健康的替代品，例如蘋果汁或米漿。

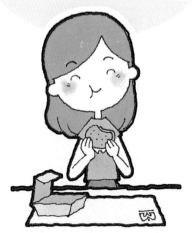

17. **喝低脂牛奶** 大量高脂牛奶可能增加腸癌和結腸癌的機率，但低脂牛奶確實可以保護你的消化系統免受疾病困擾。

18. **莓子抗癌** 黑莓和樹莓是抗癌能手，它們含大量抗癌物質。越新鮮的莓子越好，所以為了你自己，摘莓子吧。

19. **保持新鮮** 黃麴霉毒素和肝癌密切相關，會在長期儲存的花生、玉米和胡椒上產生。請盡量選用新鮮的配料。

20. **水芹抗癌** 水芹含有一種叫做異硫氰酸苯乙酯的抗癌物質，可以抵制腫瘤，尤其是肺癌產生的腫瘤。

21. **別吃醃菜** 有些醃製食品，如醃肉、醃魚，含大量防腐劑亞硝酸鹽，會引起胃癌的發生。試著自己動手做酸辣醬，或密切留心標籤上的配料成分。

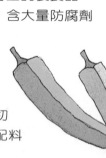

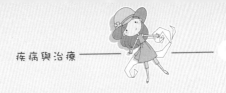

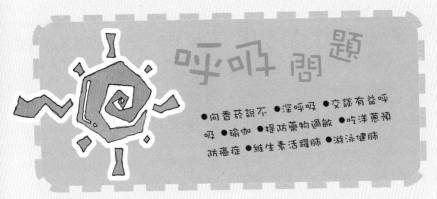

呼吸問題

●向香菸說不 ●深呼吸 ●交談有益呼吸 ●瑜伽 ●提防藥物過敏 ●吃洋蔥預防癌症 ●維生素活躍肺 ●游泳健肺

1. 向香菸說不 研究發現，抽中度焦油、低度焦油或非常低度焦油香菸的人同樣容易罹患收縮性肺癌。因此專家建議，唯一的辦法就是戒菸，而不是抽你喜歡的牌子的低度焦油型香菸。

2. 深呼吸 做幾次深呼吸真的可以讓你鎮定，因為它阻止體內壓力荷爾蒙腎上腺素和皮質醇的釋放。

3. 交談有益呼吸 一個保持呼吸平靜和正常的好方法就是和人說話或大聲朗讀。自然的交談可以調節呼吸，繼而避免短而淺的呼吸導致的問題。

4. 瑜伽 瑜伽可以減輕呼吸肌肉的緊張，並擴展肋骨，讓更多的空氣進入肺部，從而幫助治療呼吸疾病和哮喘。每周三個療程可以產生明顯的效果。

是啊，跟人說話可以調節呼吸呢！平常多作深呼吸也很重要。

女人愛聊天有什麼不好呀？！

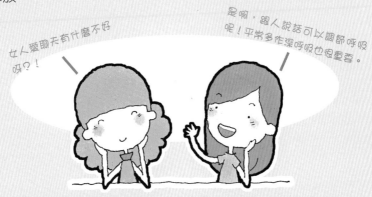

5. 提防藥物過敏 超過1/5患有哮喘的成年人對阿司匹林過敏，還有許多人對其他止痛藥如布洛芬（ibuprofen）感到不適。因此，如果你有呼吸疾病，當心你吃的藥。

6. 吃洋蔥預防癌症 平時多食用洋蔥、蘋果和黃色柚子可以預防扁平細胞癌——一種特殊的癌症，保護身體不得肺癌。將熟洋蔥和生蘋果、柚子混合可產生最佳抗癌效果。

7. 維生素活躍肺 飲食中缺乏維生素C和E、胡蘿蔔素和硒（存在於小扁豆、鱷梨和巴西堅果中），對肺的傷害極大，相當於10年中每天抽20包菸。

8. 游泳健肺 游泳是鍛鍊肺部最好的運動，因為當你游泳和憋氣時肺被迫達到它最好的工作狀態，但你必須把頭沉在水下才行。

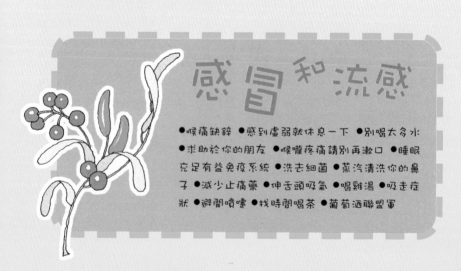

感冒和流感

- 喉痛缺鋅 ●感到虛弱就休息一下 ●別喝太多水
- 求助於你的朋友 ●喉嚨疼痛請別再漱口 ●睡眠充足有益免疫系統 ●洗去細菌 ●蒸汽清洗你的鼻子 ●減少止痛藥 ●伸舌頭吸氣 ●喝雞湯 ●吸走症狀 ●避開噴嚏 ●找時間喝茶 ●葡萄酒聯盟軍

1. 喉痛缺鋅 葡萄糖酸鋅止咳糖可以平均縮短3天的感冒時間，同時還可減輕喉痛、鼻塞、咳嗽、頭痛和嗓音嘶啞等症狀。

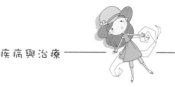

2. 感到虛弱就休息一下 過度地鍛鍊會增加體內有害自由基的生成，增加你患感冒和流感的危險，讓你感到渾身乏力。

3. 別喝太多水 許多人得了呼吸道感染時的第一反應是喝大量的水。其實專家們認為，過度喝水將會造成鹽分的流失和液體超載，將使病情更加嚴重。每天喝2公升水就足夠了。

4. 求助於你的朋友 研究表明，你的朋友越多，患感冒的機率越小。這是因為你能有效地應付壓力，免受病毒侵害。

5. 喉嚨疼痛請別再漱口 喉嚨疼痛時漱口相當於眼睛痠痛時揉眼睛一樣。喝加一勺蜂蜜的溫水，而不是白開水，可幫助你的喉嚨痊癒。

6. 睡眠充足有益免疫系統 睡眠對你的身體和大腦都有好處，所以在病毒流行時幫你的免疫系統一把，每晚睡足7～8小時。

7. 洗去細菌 感冒和流感病毒是透過破損的皮膚或眼鼻的黏膜進入人體內的。大部分人沒有意識到這一點，經常直接用手觸摸臉，因此經常洗手可以避免病毒入侵。

8. 蒸汽清洗你的鼻子 開水釋放出的蒸汽可以幫助你抵抗感染，很有可能消滅剛剛停留在你鼻黏膜上的病毒。想保持健康，去洗個桑拿或在家蒸個臉。

9. 減少止痛藥 在你能忍受的情況下，感冒時逐漸減少服用止痛藥，順其自然，可以幫助你早一日恢復健康。

10. 伸舌頭吸氣 在碗中倒入熱水，吸氣，做這個動作時伸出舌頭。這會打開喉嚨讓更多蒸汽通過，防止黏膜乾燥。

11. 喝雞湯 雞湯可以幫助鼻毛和支氣管絨毛快速移動，保護呼吸系統免受感染，而且雞湯包含有助於免疫系統抵抗中風的物質。

12. **吸走症狀** 黑胡椒、桉樹、牛膝草、松樹和百里香精油等有助於減輕咳嗽、感冒和鼻塞等症狀,和蒸汽一起使用更可緩解症狀。

13. **避開噴嚏** 一個噴嚏的速度可達40公尺／秒以上,是十分常見的傳播感冒和流感的途徑。尋找噴嚏來源,確保自己在噴射範圍之外。

14. **找時間喝茶** 經常飲茶可以強化你的免疫系統。紅茶、綠茶和烏龍茶都含有抗菌的化學成分茶氨酸,可預防感冒。

15. **葡萄酒聯盟軍** 專家們相信,葡萄酒可以成為抵抗常見感冒的聯盟軍,因為葡萄酒可以通過增強免疫力抗擊上百種病毒。研究發現,適度喝酒的人患感冒的機率更低。

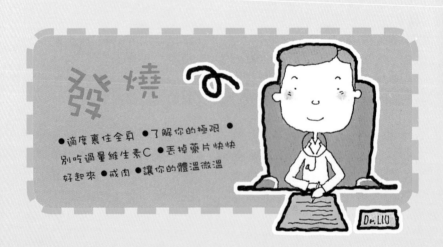

發燒

●適度裹住全身 ●了解你的極限 ●別吃過量維生素C ●丟掉藥片快快好起來 ●戒肉 ●讓你的體溫微溫

Dr. LIU

1. **適度裹住全身** 如果你發燒了,別裹太多毯子或洗熱水澡,那會使你的體溫升高,只要正常地裹住自己就行。

2. **了解你的極限** 正常體溫是37℃。如果體溫高於38.5℃且超過一天,就該去看醫生了。40℃或更高就尋求緊急治療。

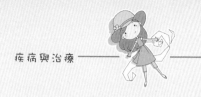

3.別吃過量維生素C 當你發燒時自然會想到補充維生素C。但小心不要食用過多，否則會導致腹瀉和腎結石。

4.丟掉藥片快快好起來 用藥物降低體溫短期內可能有效，但研究證明，如果不治療輕微發熱的話，人體會恢復得更好。

5.戒肉 如果你體溫上升，減少鐵的攝入可以抵抗感染。所以在治療期間避開富含鐵的食物，如肉類，然後等你病好後再慢慢恢復食用。

6.讓你的體溫微溫 為緩解高燒帶來的不適，別喝冷水，那會使皮膚受到刺激導致持續高溫。應該洗個水溫和體溫相同的溫水澡或用溫和的法蘭絨輕拍自己。

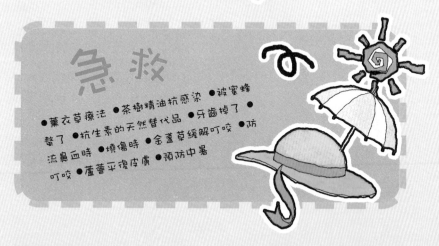

急救

●薰衣草療法 ●茶樹精油抗感染 ●被蜜蜂螫了 ●抗生素的天然替代品 ●牙齒掉了 ●流鼻血時 ●燙傷時 ●金盞草緩解叮咬 ●防叮咬 ●蘆薈平穩皮膚 ●預防中暑

1.薰衣草療法 薰衣草精油對割傷、創傷、皮膚炎、濕疹、尿布疹、丘疹、蚊蟲叮咬和燒傷都有幫助。在洗澡時加入少許薰衣草油或甘菊精油還可舒緩輕微的陽光灼燒。

2. 茶樹精油抗感染 去污、殺菌的茶樹精油可直接塗抹於皮膚，用來清洗輕微的抓傷和創傷，而且它是一種比任何現代藥物更有效的抗生素。在你的藥箱中備一些，方便日常使用。

3. 被蜜蜂螫了 如果你被蜜蜂螫了，盡快小心地抓住並拔除毒刺。進入你體內的毒液越少，引起的腫脹越小，疼痛也越輕。然後，立即用冰塊冷敷傷口消腫。

4. 抗生素的天然替代品 桉樹油長期以來一直因其治療效果而備受讚譽。最新的研究證實，它甚至比一些抗生素的抗菌能力還強。

5. 牙齒掉了 在一次體育活動、打架或事故中撞掉或打掉的牙齒，可以在24小時後成功地重植回去——但是只有將牙齒儲藏在全脂奶中才行。把牙齒立即浸在全脂奶中並盡快去看牙醫。

6. 流鼻血時 流鼻血的傳統療法是向後仰，這樣實際上會增加血液流量。正確做法是微微地將頭前傾，捏住鼻子柔軟的部分。當血止住時，4小時內不可擤鼻涕。

7. 燒傷時 立即用冷水浸濕輕微燒傷的部位，等待至少10分鐘。在主要的傷口處蓋保護膜，用冷水或冰塊蓋住，然後馬上打救護電話。

8. 金盞草緩解叮咬 金盞草油和藥膏是另一個對皮膚問題很有用的幫手。它具有舒緩作用，能帶走熱量，對咬傷、螫傷、水泡和其他皮膚不適都很有效。

9. 防叮咬 茶樹、桉樹和香茅的香氣可以驅趕蚊子和其他叮咬的昆蟲，因此在露出的身體部位塗抹這些精油可保證自己不受蚊蟲叮咬。

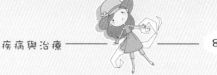

10. 蘆薈平復皮膚 蘆薈油具有控制炎症和皮疹發紅的療效，對痱子也有療效。隨意塗抹以達到最佳效果。

11. 預防中暑 炎熱的夏天，中暑是潛在的危險，沖泡一杯懸鉤子和薄荷油茶可增強身體的天然降暑系統。

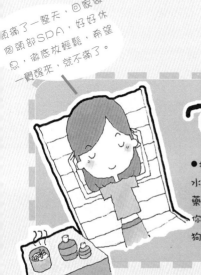

頭痛了一整天，回家做個頭部SPA，好好休息，徹底放輕鬆，希望一覺醒來，就不痛了。

頭痛

●按摩太陽穴 ●吃魚治頭痛 ●關注下頜 ●水療減痛 ●享受繖形植物 ●謹慎服用止痛藥 ●避免過冷過熱 ●兩眼間的疼痛 ●換掉你的胸罩 ●咖啡療法 ●矯正牙齒 ●拒絕熱狗 ●吸入蘋果香 ●選擇香蕉 ●高血壓性頭痛

1. 按摩太陽穴 用芳香精油打圈按摩太陽穴可以減輕偏頭痛和緊張性頭痛，還可減輕悶熱和眼痛。

2. 吃魚治頭痛 金槍魚和鮭魚中發現的ω-3基本脂肪酸可降低引起炎症和疼痛的激素產生，所以經常吃魚可以暫時或永久消除偏頭痛。

3. 關注下頜 許多頭痛是由下頜肌肉的壓力和緊張引起的。坐在鏡子前慢慢垂直開合你的嘴，檢查你的下巴是否有問題。許多人發現在開始練習這個動作時，他們的下巴會有點歪，不在垂直線上。

4.水療減痛 站著淋浴時讓水直接流到你的後頸，給自己做個減痛按摩，然後慢慢轉身朝後看。這樣，肌肉中的乳酸轉移，能使血管「鎮靜」。

5.享受菊科植物 菊科植物含有煙酸（維生素B3）和鐵，可為中樞神經系統提供養料，減輕偏頭痛。頭痛時可以吃一個菊葉三明治或泡一杯菊花茶。

6.謹慎服用止痛藥 頭痛患者如服用大量止痛藥，一旦減少劑量便會反彈，頭痛還會加劇。如果你是這種狀況，請去看醫生。

7.避免過冷過熱 脖子過熱或過冷會導致偏頭痛，和偏頭痛的引發機制類似，它改變了流入頭部的血液。如果你要在溫度變化極大的環境裡活動，就戴一條圍巾吧。

8.兩眼間的疼痛 視力不夠敏銳會導致頭痛，因為眼睛和其他肌肉會緊縮來集中。如果你因為閱讀或在電腦螢幕前工作而感到頭痛，確保你的眼睛每10分鐘休息一次，盯著遠處的事物看至少60秒。另外別忘了做眼睛保健操。

9.換掉你的胸罩 過緊的胸罩帶會嵌進肩膀，給頸部神經施加壓力，引起經常性頭痛。胸部豐滿的女性最容易出現此類問題，但所有的女性都有這個可能。買寬帶的胸罩，並檢查是否適合你的胸部。

10.咖啡療法 因為能為身體注入咖啡因，咖啡可以幫助治療頭痛。但注意不要過量，許多非處方藥已經含有適度劑量的咖啡因。

11.矯正牙齒 不良的牙齒和下巴結構可能導致慢性頭痛。在牙醫椅上做幾個療程的矯正，或許可以使你的頭部更好受。

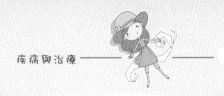

12.拒絕熱狗 一些人對加工肉類尤其是熱狗、漢堡和冷盤中作為防腐劑的亞硝酸鹽很敏感。如果避開這些食物你的頭痛就消失，那就戒掉它們。

13.吸入蘋果香 蘋果可以讓你不再看醫生。最新的研究證實，青蘋果的氣味可以減輕偏頭痛的嚴重度，所以下次頭痛來襲時，就拿一個蘋果拼盤，深深吸氣吧。

14.選擇香蕉 如果你的頭痛發生在中午前、傍晚前或長時間躺臥以後，有可能是低血糖的緣故。這類頭痛可以經由那些緩慢釋放糖分的食物得到緩解，例如香蕉、全麥和燕麥。

15.高血壓性頭痛 通常在你生氣、劇烈運動和性高潮前發生的頭痛可能是由高血壓引起的，尤其是伴有臉紅和抽搐時。如果這種狀況很常見，請去看醫生。

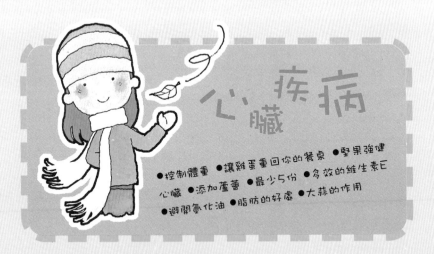

心臟疾病

●控制體重 ●讓雞蛋重回你的餐桌 ●堅果強健心臟 ●添加蘆薈 ●最少5份 ●多效的維生素E ●避開氫化油 ●脂肪的好處 ●大蒜的作用

1.控制體重 超重4.5公斤還是安全的，但不能再多了。根據專家意見，即使是超過5公斤也會顯著增加患心臟疾病的危險。

2. 讓雞蛋重回你的餐桌 雞蛋含有保護心臟的營養，如抗氧化劑、葉酸、維生素B群中的一些種類和不飽和脂肪酸，可阻礙飽和脂肪酸和膽固醇帶來的影響。

3. 堅果強健心臟 堅果富含不飽和脂肪酸和維生素E。多食堅果的人較少得心臟病，他們比其他人患此類疾病的可能性少1/3。

4. 添加蘆薈 在飲食中添加蘆薈和亞麻籽殼可以減少體內膽固醇，改善好壞膽固醇的平衡，從而使你的心臟變得健康。

5. 最少5份 每天攝入5份水果和蔬菜，吃得越多可以為你增加越多的健康動力。每增加一份估計可以減少4％患心臟病的可能性。1份相當於一個蘋果或橘子，一大把切好的蔬菜或一串葡萄、櫻桃或碎水果。

6. 多效的維生素E 維生素E作為抗凝血劑可以減少血

液凝固和膽固醇氧化的危險，避免會阻塞血管壁和引起心臟疾病的脂肪堆積。

7. 避開氧化油 每天只需幾克 ω-3基本脂肪酸就可防止心率不齊，減少炎症和促進血液循環。選擇橄欖油和魚油而不是烹飪油，因為它的氧化過程破壞了ω-3。

8. 脂肪的好處 不是所有的脂肪都是壞的，基本脂肪酸，例如魚肉、橄欖和亞麻籽中的ω-脂肪酸，可以降低心臟疾病的發生率。在飲食中不要完全拒絕脂肪，用好的脂肪替代奶油、烹飪油和加工食品中有害心臟的脂肪就可以了。

9. 大蒜的作用 經常食用大蒜和洋蔥，還有其他洋蔥家族的成員，例如韭菜和蔥，可以減低癌症的患病率。

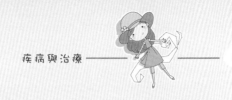

關節問題

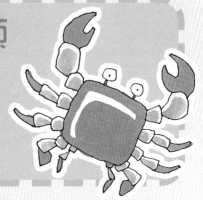

●脫掉高跟鞋 ●一定要運動 ●生薑
止痛 ●維生素D和鈣 ●熱身運動 ●
選擇橄欖 ●慢慢來 ●氨基葡萄糖的
作用 ●量身訂作運動計畫

---

1. 脫掉高跟鞋 高跟鞋迫使大腿肌肉艱難工作，給膝關節和跟腱施加更多壓力。所以如果你不想得拇囊炎，而想要完美的腳的話，穿平底鞋。

2. 一定要運動 運動減少疼痛。一項研究中，患骨關節炎的患者在參加了8周行走訓練後就可以減少止痛藥物的攝入了。

3. 生薑止痛 最新的一項實驗中，63%食用生薑的患者在站立時膝痛減輕了，只有50%服用安慰劑的患者獲得相同效果。那些食用生薑的患者走路時也比較不會疼痛。

4. 維生素D和鈣 鈣並不是唯一可以使骨骼健康強壯和防止骨質疏鬆的東西。研究證明，維生素D和鈣的吸收相結合可以使骨骼更加健康強壯。

5. 熱身運動 和冬天的早晨發動車子前先熱車一樣，我們在運動前也應該先熱身。為了使你的身體平緩地運作，可以緩慢地開始這個過程，等到肌肉和關節至少暖身5分鐘後再加快速度。

6. 選擇橄欖 經常食用橄欖油並用它來做菜的人罹患風濕性關節炎的可能性比常人少75%，所以別因為自己多吃一滴油而感到鬱悶。

7. **慢慢來** 肌肉可以很快適應新活動或動作,而關節、韌帶和肌腱需要較長的時間。因此建議,讓你的身體在適應新運動時有數周或數月的適應期,以減少受傷的危險。

8. **氨基葡萄糖的作用** 氨基葡萄糖是在人體內自然生成的,且對人體關節有神奇的功效。研究不斷證明,它可以強化關節,減輕疼痛,防止受傷以及預防因年齡增長而產生的關節退化。氨基葡萄糖與軟骨素同時使用時功效尤其明顯。

軟骨素是一種和氨基葡萄糖相關的物質,可以防止身體由於關節軟骨的退化而發生酶作用。

9. **量身訂作運動計畫** 根據個人能力量身打造合適的運動,是眾所周知的減緩關節僵硬的方法。患有風濕性關節炎的人在6個星期的常規訓練和物理治療之後,每天早晨感到關節僵硬的時間平均縮短了68分鐘。體育運動的確可以戰勝疲勞。有患者宣稱,他們在開始一項有規律的訓練計畫後,疲勞感明顯減低了。

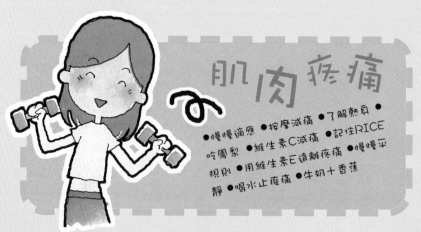

肌肉疼痛

● 慢慢適應 ●按摩減痛 ●了解熱身 ●
吃鳳梨 ●維生素C減痛 ●記住RICE
規則 ●用維生素E遠離疼痛 ●慢慢平
靜 ●喝水止疼痛 ●牛奶＋香蕉

1. **慢慢適應** 肌肉疼痛最常見於不常運動的人。只要用5～6個周期逐漸增加運動量,就能使未受訓練的肌肉漸漸適應,疼痛感就會慢慢消失。

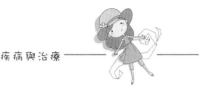

2.**按摩減痛** 按摩可以幫助減輕由於過度運動而引起的肌肉疼痛,刺激血液流動到疼痛部位,幫助淋巴排泄,促進組織修護。不妨找一個運動按摩師或自己,朝心臟方向長時間且緩慢地按摩。

3.**了解熱身** 運動前先動一動,促進血液流動,這會給肌肉提供含氧氣的血液,預防受傷,阻止肌肉纖維中生成乳酸。

4.**吃鳳梨** 鳳梨蛋白酶是一種從鳳梨中提取而來的成分,它具有強大的抗炎症特性,可有效幫助減少發炎引起的肌肉痠痛。而且作為一種水果,鳳梨還可以提供幫助治療的維生素。

5.**維生素C減痛** 維生素C和生物類黃酮可以幫助抵消運動時肌肉所承受的傷害,經常服用,可以降低運動傷害的發生率和縮短受傷肌肉恢復的時間。

6.**記住RICE規則** RICE是指休息(R)、冰塊(I)、按壓(C)、提高(E),做到上述四點,可以有效地減輕痠痛。休息有利於治療,冰塊和按壓避免發炎和瘀傷,提高(使受傷區域高於心臟的位置)幫助排出剩餘體液。

7.**用維生素E遠離疼痛** 最新研究證明,一次劇烈運動後至少一周每天服用維生素E可以減輕肌肉痠痛。從你的日常水果和蔬菜中攝取維生素,或服用維生素E補充劑。

8.**慢慢平靜** 在每次激烈運動後,花幾分鐘做緩和伸展,緩解心跳速度使其漸漸恢復到正常的低強度活動狀態。

9.**喝水止痠痛** 脫水是運動後肌肉痠痛的主要原因。在運動時不斷地補充足夠的水分,可以抵抗疼痛。

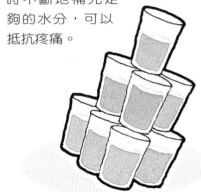

10. **牛奶＋香蕉** 將富含鈣的牛奶和富含鎂的香蕉打成泥敷在皮膚表面，可以治療運動後的肌肉抽筋和痠痛。鈣和鎂幫助治療局部肌肉拉傷所引起的疼痛。

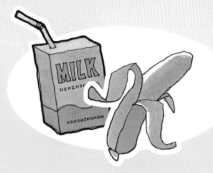

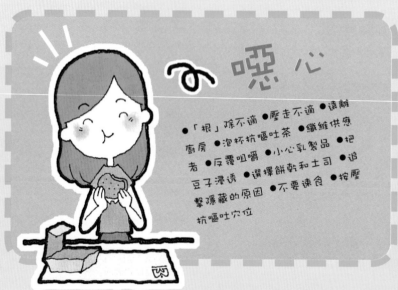

噁心

●「根」除不適 ●壓走不適 ●遠離廚房 ●泡杯抗嘔吐茶 ●纖維供應者 ●反覆咀嚼 ●小心乳製品 ●把豆子浸透 ●選擇餅乾和土司 ●追擊隱藏的原因 ●不要速食 ●按壓抗嘔吐穴位

1. **「根」除不適** 生薑根，做成粉或茶，通過影響給大腦運送疾病信息的反饋機制直接作用於胃腸道。

2. **壓走不適** 纏繞在前臂的針壓護腕，可以按壓特定的止吐穴位，幫助預防嘔吐和噁心。

3. **遠離廚房** 如果食物的味道使你感到噁心，那麼做好飯後遠離廚房——如果需要可以離開屋子。冷的食物味道小一些，所以多吃些雞肉或沙拉三明治、冷湯、優酪乳和水果。

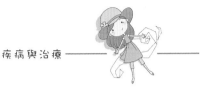

4. **泡杯抗嘔吐茶** 貓薄荷、懸鉤子葉、薄荷、茴香，當然還有生薑，都能泡一杯很好的茶來預防噁心和嘔吐。如果你想治療懷孕期的晨吐，檢查標籤上的成分，因為懸鉤子在懷孕早期不適宜食用。

5. **纖維供應者** 我們每天必須攝入20～35克纖維以保證消化系統的健康，相當於兩片全麥麵包或一碗牛奶什錦早餐。纖維的其他食物來源是蔬菜和燕麥。

6. **反覆咀嚼** 噁心可能是由消化不良引起的，可藉由適度的咀嚼獲得改善。許多人大塊大塊地吃東西，這通常會引起消化不良，並且可能導致脹氣和腸胃不舒服。

7. **小心乳製品** 如果你一直嘔吐就不應該食用乳製品，優酪乳除外，直到問題得到解決。柳橙汁、柚子汁和油炸、香辣或脂肪食物也同樣要避開，可以改吃一些乾製食品和白開水。

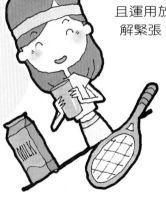

8. **把豆子浸透** 將豆子浸在水裡可以使其那些會引起脹氣和噁心的成分易於消化吸收。要產生最好的效果，就把豆子完全浸泡，然後在烹飪時至少換一次水。

9. **選擇餅乾和土司** 如果你感到噁心，不妨吃一些高碳水化合物食物，例如餅乾和吐司。它們能快速通過胃，早晨起來後馬上食用非常好。

10. **追擊隱藏的原因** 造成噁心的一個隱藏性因素就是抑鬱，尤其是噁心和嘔吐持續長達數日的情況下。確保你有足夠的休息，並且運用放鬆技巧來緩解緊張。

11. 不要速食 坐在電視機前、書桌邊或走動時吃東西都更容易引起噁心和嘔吐。給自己一些安靜的時間，坐在舒適的椅子上，享受咀嚼和慢慢品嚐每一口食物的樂趣。

12. 按壓抗嘔吐穴位 按壓穴位P6可以減輕噁心和旅行造成的不適。它位於上臂內側的肌腱之間，距手腕三指寬的地方。當你想放鬆的時候，只要輕輕按壓30秒就可以了。

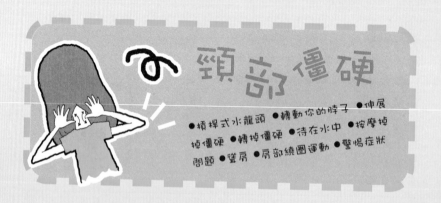

頸部僵硬

● 槓桿式水龍頭 ● 轉動你的脖子 ● 伸展掉僵硬 ● 轉掉僵硬 ● 待在水中 ● 按摩掉問題 ● 聳肩 ● 肩部繞圈運動 ● 警惕症狀

1. 槓桿式水龍頭 吸氣，然後呼氣時慢慢將右耳朝右肩放下（碰不到右肩別勉強），直到左肩和頸部感到有輕微的拉伸。做幾次深呼吸，然後吸氣抬頭。另一邊重複相同動作。

2. 轉動你的脖子 坐在舒適的椅子上，輕輕轉動脖子，可以緩解肌肉緊張造成的頸部疼痛和僵硬，幫助減輕肌肉痙攣和疼痛。

3. 伸展掉僵硬 吸氣，然後吐氣時慢慢開始降低下巴至胸部，使自己的頸背部得到長而輕微的舒展。低頭時緩慢深呼吸幾次，然後吸氣抬頭。這個動作可以治療頸部僵硬。

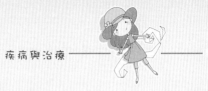

4.轉掉僵硬 將頭的一側垂向肩膀，然後由下至上輕輕轉動你的頭部，使其經過的路線呈一個橢圓形。吸氣，然後在呼氣時朝相反的方向再將頭轉回來。

5.待在水中 放鬆僵硬頸部最好的辦法就是將背浸在水中。水能支撐頭部不會造成頸部負擔，在拉伸肌肉運作時，不會造成不適。

6.按摩掉問題 按摩痠痛僵硬的頸部，可以促進血液流動，減輕疼痛。

7.聳肩 吸氣時把肩抬到耳際，盡量抬高。然後喊一聲「啊」，慢慢放回肩膀。重複幾次可緩解肌肉緊張。

8.肩部繞圈運動 抬起肩膀，向下向後旋轉，然後再向前升起。重複幾次後朝相反方向做相同動作。

9.警惕症狀 如果你的頸部疼痛並伴有高燒、腹瀉、腫脹或渾身不舒服的感覺，你應該立即就醫。頸部疼痛可能是好多種狀況的徵兆。

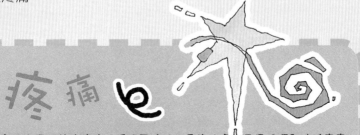

疼痛 ㄅ ㄆ ㄇ

●多吃水果 ●笑走疼痛 ●緩解耳鳴 ●向重複拉傷說再見 ●運動消除疼痛 ●伸出你的手 ●眨眼趕走疼痛 ●想像減輕痛苦 ●別不吃正餐 ●鎂的功效 ●冷熱交替 ●購買眼鏡 ●胡椒粉療法 ●用金盞草平復肌膚 ●檢查日期 ●做個沒有疼痛的水寶寶 ●充分的睡眠 ●食物消炎 ●避免疼痛加劇

1.多吃水果 許多形式的慢性疼痛會因為消化不良和便秘而惡化。飲食中多食用水果和蔬菜能幫助排便和預防疼痛。

2. 笑走疼痛 即使你痛得要命時，大笑都可以放鬆肌肉，緩解疼痛，甚至能增強免疫系統功能。所以下次感到劇痛時笑一笑。

3. 緩解耳鳴 耳鳴，通常是在聽到持續鈴聲時易產生的症狀，可以經由攝取水果、蔬菜和許多補品中的維生素B6得到緩解。

4. 向重複拉傷說再見 據估計，每50個人當中就有一人受重複拉傷的困擾，這是由重複性過度使用頸部、背部、肩部、手臂和手的軟組織肌肉造成的。大部分這類受傷可以透過有規律的短暫休息，避免發生。

5. 運動消除疼痛 如果你感到疼痛，你所能做的最後一件事便是運動。輕微的運動可以增加體內複合胺水平。複合胺可增強血管彈性，減輕大腦中的疼痛感。

6. 伸出你的手 按摩可以減少導致疼痛的壓力激素。它還能提高一種天然止痛物質 —— 恩多酚的水準。

7. 眨眼趕走疼痛 別盯著螢幕忘記眨眨眼。看電視或電腦螢幕時眨眼可以避免眼睛乾燥，減少眼部問題。

8. 想像減輕痛苦 把注意力集中在身上緊張或感到疼痛的部位。你想到了什麼？或許你看到的是一塊石頭或一個打得很緊的結，這就是接收性比喻。試著將它想像成柔軟的事物，如粘土，或者改變你感覺到的顏色，你的痛苦將會慢慢消失。

9. 別不吃正餐 不吃正餐容易使疼痛加劇，可能是由於身體長時間缺乏營養導致血糖值不穩。如果你知道自己可能將忙得沒有時間進食的話，不妨隨身攜帶一些健康零食。

10. 鎂的功效 大豆、全麥、堅果、種籽、蔬菜和魚都含有鎂——一種有效的肌肉放鬆劑，可以減輕疼痛。缺乏鎂會導致抑鬱、肌肉痠痛和渾身疼痛。

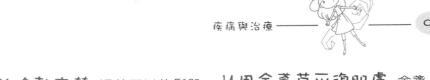

11. **冷熱交替** 溫熱可以放鬆肌肉、緩解疼痛。相反，寒冷能減少炎症、緩解疼痛。兩者交替作用可有助於減緩各種形式的疼痛。

12. **購買眼鏡** 為了預防眼睛不適和可能帶來的傷害，不要節約，應適度保護自己的眼睛──準備一副有度數的優質的偏光鏡，不會像便宜眼鏡一樣變形失真。偏光對於阻止刺眼的光線和緩解眼睛疲勞很重要。

13. **胡椒粉療法** 胡椒粉含有一種叫做辣椒素的物質，能刺激大腦產生神秘的恩多酚──縮氨酸，可以阻擋疼痛信號，減少關節炎和背部慢性疼痛。在熱水裡撒些胡椒粉來浸泡受傷部位可以治跌傷。

14. **用金盞草平復肌膚** 金盞草是一種治療皮膚不適效果很好的草藥，包括尿布疹、曬傷、擦傷和蚊蟲叮咬。這種草藥對受傷皮膚有鎮定安撫的作用，可消炎並預防相關的感染。市面上有適用於局部皮膚的此類藥膏和面霜。

15. **檢查日期** 如果痠痛和疼痛等不適每個月定期出現，那麼有可能和月經有關。荷爾蒙的變化使許多女性在月經前的一周對疼痛很敏感。

16. **做個沒有疼痛的水寶寶** 即使是輕微的脫水也會引起疼痛，所以喝大量的水保證你遠離疼痛。頭部是最易受影響的，但肌肉疼痛、痛經和眼痛也可能是由脫水而引起的。

17. **充分的睡眠** 這是一個對你來說最簡單的建議──好好地睡一覺，你就離疼痛遠遠的了，因為缺乏睡眠會引發身體對疼痛的敏感。因此，每晚請至少睡7小時，使你遠離疼痛。

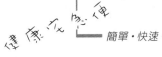

18. **食物消炎** 一些食物含有天然抗炎症特性，可以減輕腫脹、緩解疼痛。最好的選擇是鱷梨、香蕉、漿果、捲心菜、黃瓜、無花果、芒果和西瓜。

19. **避免疼痛加劇** 一些食物可能會加劇疼痛感，因為它們會增加人體的酸度。因此如果你正承受疼痛之苦，請避免食用酒精、咖啡、柑橘類水果、洋蔥、巧克力、糖和鹽。

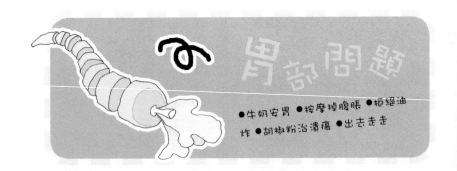

胃部問題

●牛奶安胃 ●按摩掉腹脹 ●拒絕油炸 ●胡椒粉治潰瘍 ●出去走走

1. **牛奶安胃** 吃過量或吃下太油膩的食物後，胃酸分泌過多將會引起消化不良，朝鮮薊和乳製品有助於緩解此症狀。

2. **按摩掉腹脹** 試著輕輕地從你的右臀朝上按摩至肋骨，經過胸腔的底部，再朝下回到左臀。重複幾次來促進腹腔內的空氣流動。

3. **拒絕油炸** 經常食用炸薯條、紅肉、食物中的糖和精製穀物會增加女性患結腸癌的危險。用更健康的食品代替，如全麥、煮或烤馬鈴薯、低糖食品，能幫你減少一半的結腸癌患病率。

4. **胡椒粉治潰瘍** 牛奶中的鈣使潰瘍疼痛加劇而非改善。要治療潰瘍，得避開酒精和香辣食品。但辣椒素除外，這是一種取自胡椒的有益於治療潰瘍疼痛的成分。

5. **出去走走** 專家建議,吃完東西後散散步,可幫助氣體通過消化道而不要直接就去睡覺。喝杯薄荷茶同樣有助於消化。

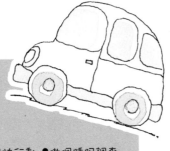

長時間勞累

●不停喝水 ●不要節食 ●別依賴咖啡因 ●趕快行動 ●做個睡眠調查 ●別忽視抑鬱 ●維生素B增強能量 ●問問專家的意見 ●荷爾蒙與疲勞 ●踩場香菇 ●沙丁魚補鐵 ●心理筆記 ●組織好時間

1. **不停喝水** 疲勞是脫水的首要症狀。增加你的日進水量,每餐喝一杯水,整天要不斷地喝水。

2. **不要節食** 今日,低熱量飲食成為女性疲勞的首要原因。那些經常節食的人沒有足夠的燃料支持身體使之處於最佳效率,因而導致了勞累和疲倦。

3. **別依賴咖啡因** 咖啡因模仿體內應激激素的效果。一個體重70公斤的人一天喝6杯以上含咖啡因的飲料(如6杯咖啡或可樂),可能會咖啡因「中毒」。症狀是興奮、煩躁、頭疼、失眠和疲勞。

4. **趕快行動** 缺乏運動是能量低和經常疲勞的關鍵原因之一。經常不運動也會增加體重,使你感到抑鬱。

5. **做個睡眠調查** 缺乏睡眠或睡眠品質差是疲勞的主要原因。記錄你的睡眠時間是否規律;確保你的房間昏暗寧靜,別帶著壓力上床。

6. **別忽視抑鬱** 抑鬱的主要症狀之一就是極度疲勞，因此如果你總是感到疲倦，抑鬱可能是個潛在原因。請教醫生看是否需要幫助。

7. **維生素B增強能量** 適量的維生素和礦物質有利於健康的新陳代謝。如果由於任何原因而導致這些物質供應不足，你將會感到勞累。維生素B群尤其重要，因為它們可以產生能量。

8. **問問專家的意見** 如果你連續超過兩周感到疲勞，除了增加運動量、健康飲食、改善睡眠外，還要請教一下你的醫生。疲勞是許多疾病的早期症狀，甚至包括甲狀腺疾病和多發性硬化症。

9. **荷爾蒙與疲勞** 雌激素過低會引起疲勞，特別是月經前一周或停經期激素水平降低時，會產生難以抵抗的疲勞。研究表明，經常食用碳水化合物可避免這種感覺。

10. **踩熄香菸** 吸菸會影響你的全身，加劇脫水和壓力水平，並產生一系列的新陳代謝問題。菸癮重的人時常感到疲倦，因為他們血管中缺少氧。

11. **沙丁魚補鐵** 疲勞可能是缺鐵的結果。缺鐵還會導致嘴唇破裂、手腳冰冷、記憶力減退、頭疼、免疫力降低以及面色和內眼瞼蒼白。不妨多吃富含鐵質的沙丁魚來增加能量。

12. **心理筆記** 如果你很擔心沒有完成什麼重要的事情或任務，記住並馬上去做，可以不讓你的大腦為此擔憂。

13. **組織好時間** 有效地組織你的生活可以提供你更多放鬆的機會。全方面去平衡你的生活，及時計劃好家務、功課和社交。

Dr. LIU

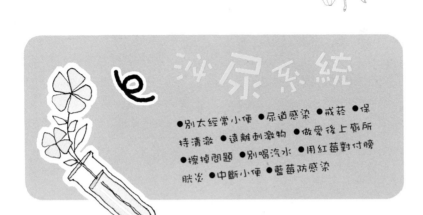

ㄅ 泌尿系統

●別太經常小便 ●尿道感染 ●戒菸 ●保持清澈 ●遠離刺激物 ●做愛後上廁所 ●擦掉問題 ●別喝汽水 ●用紅莓對付膀胱炎 ●中斷小便 ●藍莓防感染

1. **別太經常小便** 太經常上廁所會導致肌肉疲勞，削弱膀胱的功能。此外，在便池上蹲著的女性排空膀胱的可能性更小，也更容易感染。

2. **尿道感染** 如果你急著上廁所但到了那兒卻毫無便意，你很有可能患了尿道感染。直接找醫生，防止細菌蔓延到膀胱和腎臟，甚至進一步惡化。

3. **戒菸** 吸菸會增加患尿道感染的危險，而且會使血壓升高，刺激引發咳嗽，加重膀胱的負擔。它也會增加患膀胱癌的機率，這危險可能在戒菸幾年後還一直伴隨著你。

4. **保持清澈** 保證喝足夠的水使你的尿液呈淡黃並清澈。暗黃或渾濁的尿液是你沒有攝入足夠水分的標誌，所以要多喝水。

5. **遠離刺激物** 咖啡、酒精、香辣食品、柑橘類水果和巧克力會加重膀胱負擔，讓尿液更渾濁，迫使身體消耗更多的水來排毒。

6. **做愛後上廁所** 性交後細菌可能進入尿道，所以立刻上廁所可以幫助你排出侵入者，避免感染。

7. 擦掉問題 上完廁所，由前向後擦拭陰部可以避免感染靠近，防止細菌由肛門傳播。

8. 別喝汽水 汽水會惡化尿道問題，因此如果你想避免疼痛，喝一些不含氣的清水來沖走病變。

9. 用紅莓對付膀胱炎 經常飲用紅莓汁可以緩解膀胱炎的症狀，大概是由於它能調節尿液的酸度。

10. 中斷小便 當你小便時，利用你的骨盆肌肉練習中斷排尿，使其保持強壯緊繃。但別過多練習，每天3次足夠使你的肌肉強壯了。

11. 藍莓防感染 健康食物藍莓富含有殺菌作用的花青素，它也可以防止傳染性細菌附著在尿道和膀胱邊的細胞上，從而治療令人頭疼的大腸桿菌感染。

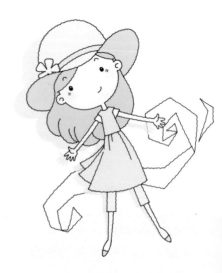

女性的健康

women's health

- ★ 更年期
- ★ 經期
- ★ 懷孕期

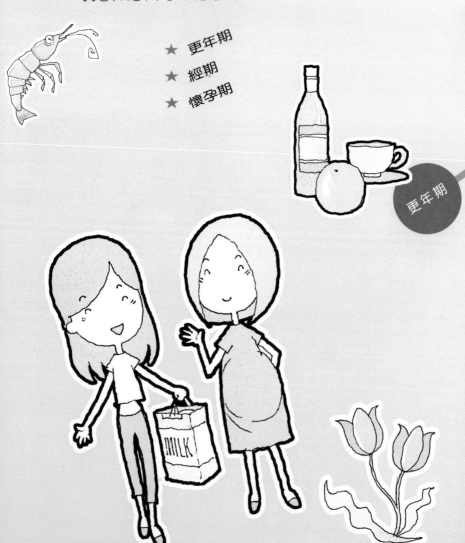

更年期

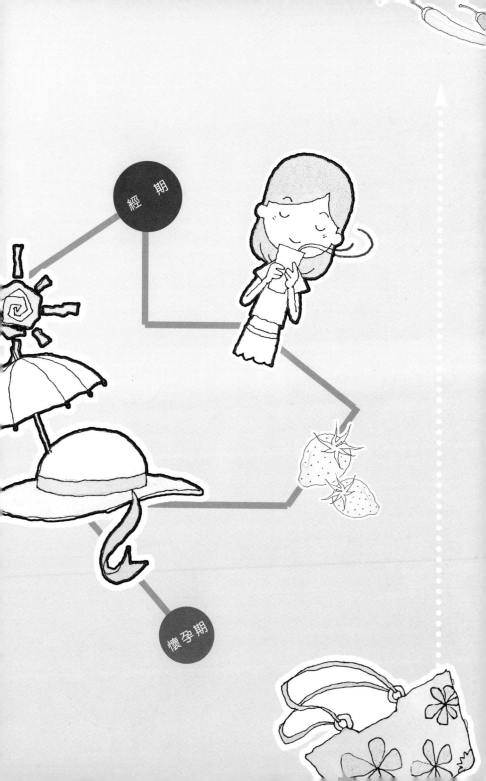

經期

懷孕期

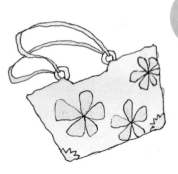

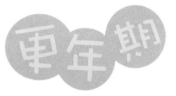

●綠色飲食 ●大豆使你強壯 ●天然雌激素 ●輕鬆瑜伽 ●避開潮熱 ●維生素降溫 ●爆米花拋掉抑鬱 ●少食多餐 ●硒的作用

1. **綠色飲食** 停經後的女性如果在飲食中攝入過多的動物性脂肪，由於肉類酸度很高，極容易導致骨骼疏鬆。蔬菜可以中和肉類的酸度，可見平衡的膳食非常重要。

2. **大豆使你強壯** 更年期女性食用大豆可減輕情緒低落和罹患骨骼疾病的機率，因為大豆具有強壯骨骼的功效。

3. **天然雌激素** 植物雌激素是在大豆內發現的一種類雌激素化合物。它們似乎可以連接雌激素接收器並和女性體內的雌激素具有類似的功能，可降低潮熱發病率達40％。

4. **輕鬆瑜伽** 瑜伽可以減輕潮熱、盜汗等更年期症狀。同時，一些放鬆技巧，如冥想和想像，可幫助緩解身心壓力。

5. **避開潮熱** 避免食用會引起潮熱的食物和飲料，例如加香料的飲食、柑橘類水果、酒精和咖啡因。

6. **維生素降溫** 許多女性宣稱，服用維生素E和B2分別對潮熱和頭疼有很好的療效。

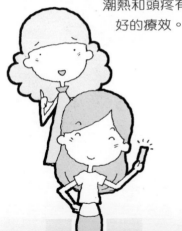

7.**爆米花拋掉抑鬱** 使人「感覺良好」的大腦化學物質複合胺含量偏低，可能是導致更年期抑鬱的原因之一。高碳水化合物含量和低脂的食物，例如脫脂爆米花，可以幫助增加大腦中複合胺的含量，改善你的情緒。

8.**少食多餐** 用少食多餐替代多食少餐，因為後者會使血管擴大並提高潮熱和皮膚發紅的發病率。

9.**硒的作用** 蘑菇和洋蔥、牛奶、大蒜、雞蛋還有海產品一樣含有硒——一種抗氧化礦物質，可緩解更年期壓力並使你微笑面對潮熱。

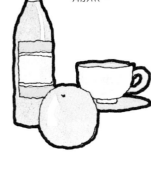

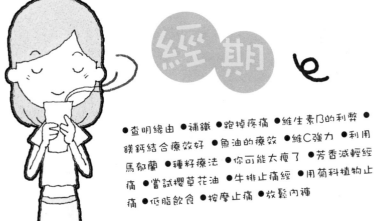

經期

●查明緣由 ●補鐵 ●跑掉疼痛 ●維生素B的利弊 ●鎂鈣結合療效好 ●魚油的療效 ●維C強力 ●利用馬郁蘭 ●種籽療法 ●你可能太瘦了 ●芳香減輕經痛 ●嘗試櫻草花油 ●牛排止痛經 ●用葡科植物止痛 ●低脂飲食 ●按摩止痛 ●放鬆內褲

1.**查明緣由** 首先，你應該查明並避免任何引發經期前緊張情緒與壓力的原因，並且和你朋友討論，獲取他們的幫助。

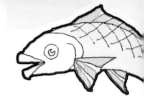

2. **補鐵** 月經流量過多會排空你身體的鐵儲藏量，繼而導致更多的流血。增加鐵的攝入可以縮短疼痛和大流量的時間。鐵的來源有瘦紅肉、沙丁魚、蛋黃、乾無花果和深綠色葉菜如菠菜等。

3. **跑掉疼痛** 有規律的運動，例如做體操或慢跑，可減輕月經前不快症狀（月經前的緊張）。然而，如果你想擁有完全的健康生活，應該有規律地做運動，而不是在症狀出現時才進行。

4. **維生素B的利弊** 一些女性發現攝取維生素B（尤其是B6）有助於減輕經期前緊張症狀，但對此說法的科學證據還十分有限，因為高劑量可能導致神經系統損害。

5. **鎂鈣結合療效好** 研究證明，在月經前不快症狀期間攝入鎂和鈣，具有開胃的功效，有助於緩解情緒波動、肌肉疼痛和水腫。立即從香蕉泥加牛奶或優酪乳中獲得這兩種物質吧。

6. **魚油的療效** 魚油幫助緩解月經前的不適，包括胸部疼痛、月經前的緊張、抑鬱和煩躁。鯖魚、青魚、沙丁魚和鮭魚的魚油效果最好。

7. **維C強力** 服用維生素C和生物類黃酮可以強韌子宮血管，使其不易受傷，減少經期流血的量和時間。

8. **利用馬郁蘭** 經期用馬郁蘭精油按摩腹部，可以使腹部溫暖舒適，或可以加熱以使睡眠安穩。

9. **種籽療法** 黑醋栗籽、夜櫻草花籽和玻璃苣籽富含ㄚ亞麻酸，可幫助調節水腫和激素釋放，有助於將月經前不快症狀和經期問題最小化。

10. **你可能太瘦了** 當你減肥時，你的經期會告訴你是否已經太瘦了。注意，過度節食會影響你的月經。體重銳減會使月經停止，影響排卵。

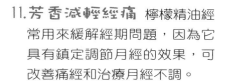

11.**芳香減輕經痛** 檸檬精油經常用來緩解經期問題，因為它具有鎮定調節月經的效果，可改善痛經和治療月經不調。

12.**嘗試櫻草花油** 一些女性發現晚上服用櫻草花油可以緩解胸部不適。但是長期治療（超過3周）需要注意是否有副作用。

13.**牛排止痛經** 牛羊肉等紅肉中含有鋅，可以減輕經痛、腫脹和其他經期不適症狀。

14.**用菊科植物止痛** 月經時食用菊科植物可以減輕痛經、頸部和肩部疼痛及肌肉痠痛，其療效類似於止痛藥。經期時不妨用菊科植物給自己做一個三明治或一杯花草茶。

15.**低脂飲食** 低脂飲食不僅可以減輕經期前的水腫，而且可以緩和月經本身。魚油是個很好的選擇，因為它還可以改善月經前不快症狀。

16.**按摩止痛** 把你的雙手放在臀部，大拇指置於低至臀部尾椎兩邊，輕輕地畫圈按摩。動作要輕柔，避免疼痛和不適。

17.**放鬆內褲** 把你的內褲和皮帶換大一點，避免和此相關的疾病：毛囊炎、鵝口瘡、潮紅和痠痛。選擇厚一點的用透氣的天然織物製成的內褲，如棉製的；或在運動時不穿內褲，運動時是最容易產生摩擦問題的時間。

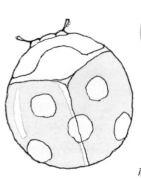

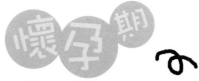

●還是補鈣 ●補充葉酸 ●海產品對寶寶有利 ●別吃雙份 ●游泳止痛 ●別忘了碳水化合物 ●適度飲酒 ●吃巧克力生出開心寶寶 ●精油按摩改善多種症狀 ●澱粉驅捍清晨不適 ●補充維生素排毒 ●口腔保健 ●屈服於食欲 ●保持運動 ●翹起你的臀部 ●北美金縷梅 ●開始時放鬆 ●愛上牛奶 ●舒展疲憊的背部 ●在陽光下漫步

1. **還是補鈣** 鈣對懷孕期的健康很重要。確保你每天食用巴氏殺菌奶酪、牛奶或優酪乳，以及深綠色蔬菜。

2. **補充葉酸** 葉酸可減少寶寶患脊髓疾病的危險，所以準媽媽們應該在懷孕期到懷孕12周時每天補充葉酸。

3. **海產品對寶寶有利** 懷孕早期海產品攝入不足可能導致嬰兒出生時體重偏低，因為海產品中富含的ω-3基本脂肪酸可以幫助胎兒生長。

4. **別吃雙份** 專家建議，懷孕婦女只需在後三個月每天額外補充300卡熱量就可保證胎兒生長。能量需求在懷孕期間變化不大，因此補充過多的熱量只會增加母親體重。

5. **游泳止痛** 游泳可以緩解疼痛並使你減少負重感，降低關節、臀部和脊椎的壓力，減輕懷孕後期的痠痛。

6. **別忘了碳水化合物** 哺乳期補充碳水化合物比脂肪更多的媽媽們，血液中可能含有更多的叫做生物鹼的激素，可以幫助她們減去懷孕期增加的體重。碳水化合物對母乳的生成也很重要。

7.**適度飲酒** 研究證實，懷孕早期一次飲用3公升酒的女性比適度飲酒的女性更容易懷有先天性異常的寶寶。每周超過3杯酒會使你流產的可能性加倍。

8.**吃巧克力生出開心寶寶**

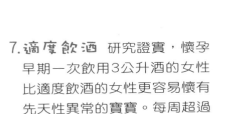

懷孕期間食用巧克力的女性生下的寶寶比不食用的母親產下的寶寶更快樂健康，據悉，可能是由於巧克力包含有調節情緒的成分。

9.**精油按摩改善多種症狀** 分娩所產生的焦慮、疼痛、惡心和嘔吐都可以透過用精油按摩得到改善。生薑和甘橘類水果的氣味有益於減輕惡心，而香檸檬、按樹和松樹的氣味可以降低疼痛感。

10.**澱粉驅趕清晨不適** 在你的飲食中添加較多的澱粉食物，例如大米、馬鈴薯、蘇打餅乾和烤麵包，它們可以安撫疲倦的胃。因此你醒來後馬上可以吃飯，也不會感到不適。

11.**補充維生素排毒** 維生素C和E可以減輕產前驚厥症，這是種嚴重的懷孕期疾病，會產生有毒化合物，提高血壓，危及母親及胎兒的生命。研究顯示，服用維生素C和E的母親可降低76％的危險。

12.**口腔保健** 懷孕期間應特別注意你的口腔保健，尤其是牙齒和牙齦，在此期間容易引起牙菌斑、蛀牙和其他疾病。日常漱口和每餐後用軟毛牙刷刷牙是最好的辦法。

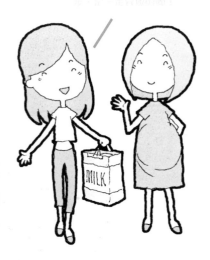

13. **屈服於食欲** 一些證據表示，想吃東西是保證你懷孕期間補充所需維生素和礦物質的途徑。所以只要你不暴飲暴食，向它們屈服未必是件壞事。

14. **保持運動** 輕柔的運動能幫助你保持體態，減少流產的危險，並且有助於減輕分娩的痛苦和縮短分娩時間。

15. **翹起你的臀部** 利用你的下腹肌肉練習提臀，可以幫助你緩解後背下部的壓力，也能改善寶寶出生的體位。

16. **北美金縷梅** 金縷梅純露和渚哩可以減輕痔瘡的疼痛和腫脹。要減輕更多痛苦，可以試試溫水盆浴或用金縷梅精華液緩解嚴重的腫脹。

17. **開始時放鬆** 懷孕初期3周的女性應該避免用力過度和脫水，因為這時對寶寶非常重要，這些情況會傷害寶寶的生長或引起流產。

18. **愛上牛奶** 經常飲用牛奶或牛奶的替代品，攝入更多的蛋白質，使你的鈣含量保持最佳狀態，有助於寶寶在子宮內健康生長。

19. **舒展疲憊的背部** 抬腿運動對緩解背部疼痛十分有效。以雙手和雙膝支撐跪地，慢慢地將你的右膝向右手方向移動，接著慢慢伸直你的右腿並向後抬起，與地板保持平行。避免突然拉伸，背部挺直，不要弓背。左右兩腿重複該動作5～10次。

20. **在陽光下漫步** 懷孕的前期、中期和後期每周輕鬆散步數次是一種很好的運動。建議12～15分鐘內行走1.5公里。另外，天氣好時在戶外行走可以確保你每天獲取一定量的陽光，不僅能增加維生素D，還能改善情緒。

身體護理

body care·······················

★ 脂肪團
★ 頭髮和頭皮
★ 手和足
★ 皮膚健康
★ 安全陽光
★ 牙齒

頭髮和頭皮

脂肪團

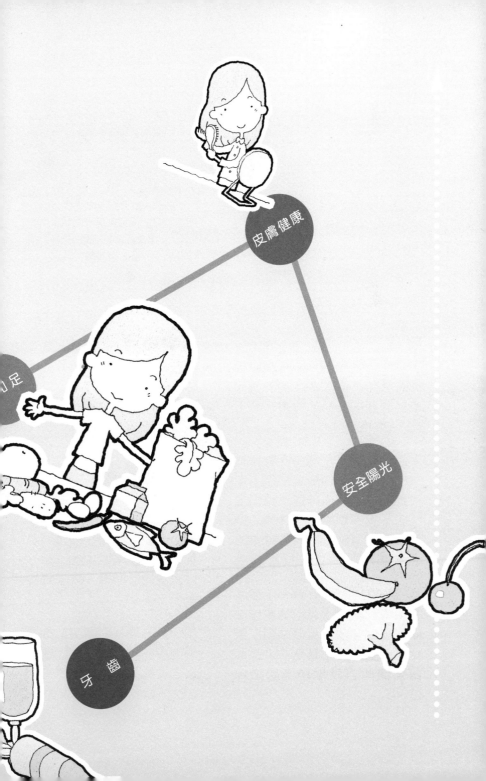

皮膚健康

口足

安全陽光

牙齒

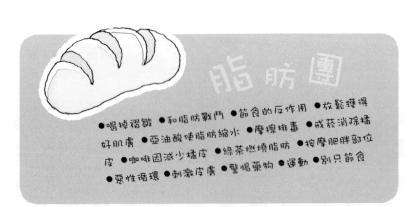

脂肪團

●喝掉褶皺 ●和脂肪戰鬥 ●節食的反作用 ●放鬆獲得
好肌膚 ●亞油酸使脂肪縮水 ●摩擦排毒 ●戒菸消除橘
皮 ●咖啡因減少橘皮 ●綠茶燃燒脂肪 ●按摩肥胖部位
●惡性循環 ●刺激皮膚 ●警喝藥物 ●運動 ●別只節食

1. **喝掉褶皺** 許多橘皮是由於缺少水分造成的。喝水使皮膚細胞鼓起，消除皮下褶皺。如果你想要最光滑的皮膚，每天喝8杯水吧。

2. **和脂肪戰鬥** 橘皮，就是皮下脂肪以凹陷的形式出現。造成這種現象的原因是女性的皮下有一層不規則且不連續的結締組織。減肥的同時，就會減去橘皮。

3. **節食的反作用** 節食不會減去橘皮，事實上還可能會增加橘皮現象。因為身體感到飢餓會貯存脂肪，尤其是在大腿和臀部這些容易堆積脂肪的部位。

4. **放鬆獲得好肌膚** 緊張和壓力會導致肌肉失靈和收縮，結締組織也同樣如此（你擠壓肥胖部位時會有同樣的效果），造成皮下脂肪更加不平。

5. **亞油酸使脂肪縮水** 體液滯留會導致橘皮現象的發生，因為體液貯藏在皮下的脂肪細胞中。亞油酸是一種發現於葵花子油和玉米油中的物質，可以減少體液滯留，改善橘皮現象。

6. **摩擦排毒** 肥胖部位的血液流動少於其他部位，摩擦身體直到皮膚發紅可以改善循環，加強治療和排毒的效果。

7. 戒菸消除橘皮 吸菸會使皮膚脆弱，引起毛細血管的收縮，損害循環，破壞結締組織，繼而導致橘皮的產生。趕快戒菸消除橘皮吧。

8. 咖啡因減少橘皮 有些人宣稱咖啡因和香辣食物會增加體內毒素，形成橘皮，但並沒有證據。事實上，咖啡因能刺激脂肪燃燒，減少橘皮。

9. 綠茶燃燒脂肪 研究表示，每天喝3杯綠茶可以促進基礎代謝，有助於身體排毒，進而幫助消除橘皮。綠茶所含的咖啡因有更多刺激效果。

10. 按摩肥胖部位 按摩大腿和臀部可以促進肥胖部位的循環。切記，按摩方向必須向上朝著心臟——清除淋巴的方向，才有效果喔。

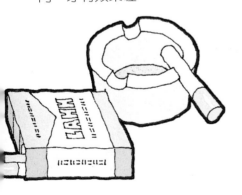

11. 惡性循環 飽和脂肪構成橘皮並堵塞動脈，還會進入人體組織，阻礙廢物和毒素的排出，幫助脂肪堆積。

12. 刺激皮膚 摩擦橘皮區域咖啡色的部分是世界名模的秘密武器，當然不一定是咖啡色，也許是較膚色深的部分。這樣刺激皮膚，可以促進循環和排出脂肪部位的毒素。

13. 警惕藥物 避孕藥提高雌激素水平，會增大脂肪細胞，滯留水分，引起橘皮。利尿劑和安眠藥也會導致橘皮產生。

14. 運動 運動不僅促進全身健康，而且可以改善肌肉狀況和循環，並且可以分解橘皮表面的滯留組織以減輕或消除橘皮現象。

15. 別只節食 既運動又節食的人比只節食的人能減去更多皮下脂肪（表現為橘皮的脂肪）。研究顯示，運動越多，你看上去越苗條。因此，永遠不能放棄運動。

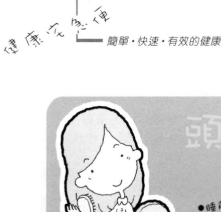

頭髮和頭皮

●睡前梳頭 ●用茶樹油按摩 ●保持頭髮清爽 ●食物引起的頭皮屑 ●椰子的妙用 ●吃魚使頭髮變得光滑 ●甘薯亮髮 ●按摩使頭髮變多 ●大豆生髮

1. 睡前梳頭 要使頭髮健康，請不要濕髮時梳頭，換一把寬齒梳梳去頭髮上的結就可以。此外，晚上頭髮乾時梳頭可以刺激頭髮生長。

2. 用茶樹油按摩 為緩解頭皮發癢和頭皮屑狀況，用茶樹油按摩頭部可以刺激頭皮的血液循環，清除乾燥的頭皮屑。

3. 保持頭髮清爽 許多人會把定型產品的乾屑和頭皮屑混淆。要頭皮更健康，請不要使用定型產品，徹底清洗頭髮，避免出現這些現象。

4. 食物引起的頭皮屑 要避免頭皮屑就不要食用過多香辣食物、酒類和乳製品。專家提醒，壓力也是造成頭皮屑的原因，尤其會在髮際線附近產生。

5. 椰子的妙用 椰子油可以緩解無光澤頭髮的捲曲和乾燥，不論是直接用於頭髮保養還是食用。椰子可以切成塊或片，椰奶可用於烹飪。

6. **吃魚使頭髮變得光滑** 常吃魚可以幫助改善髮質，促進油脂分泌，增加光澤。

7. **甘薯亮髮** 甘薯、胡蘿蔔和紅辣椒含有豐富的胡蘿蔔素，可以產生維生素A，對頭髮的保護層很重要。

8. **按摩使頭髮變多** 每周按摩頭皮可以改善頭髮稀薄和頭皮屑狀況。用手指腹輕壓按摩整個頭皮，記住包括髮際線，那裡是死皮細胞堆積的地方。

9. **大豆生髮** 大豆不僅可以改善髮質，還可以促進頭髮生長，強韌髮絲，使其不易受損傷。

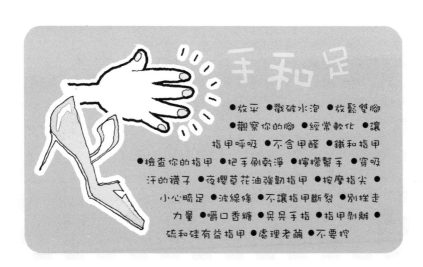

手和足

● 放平 ● 戳破水泡 ● 放鬆雙腳 ● 觀察你的腳 ● 經常軟化 ● 讓指甲呼吸 ● 不含甲醛 ● 鐵和指甲 ● 檢查你的指甲 ● 把手刷乾淨 ● 檸檬幫手 ● 穿吸汗的襪子 ● 夜櫻草花油強韌指甲 ● 按摩指尖 ● 小心畸足 ● 波緣條 ● 不讓指甲斷裂 ● 別拖走力量 ● 嚼口香糖 ● 晃晃手指 ● 指甲剝離 ● 硫和硅有益指甲 ● 處理老繭 ● 不要摳

1. **放平** 研究發現，長期穿高跟鞋會引發關節問題，因為拇趾球（將腳趾往上翻時，在腳掌側拇趾基部的隆起）必須承受更多重量。選擇低跟或軟運動鞋——如果你無法放棄高跟鞋的話，就把細高跟鞋換成寬跟的鞋。

2. **戳破水泡** 研究證明，在水泡生成後的3個小時內戳破它，比較容易痊癒。用消毒過的針和夾子，在兩端夾緊，小心避免感染。

3. **放鬆雙腳** 腳在白天會受壓，而回家最好的放鬆辦法就是把腳放在一個冷飲料瓶上。這樣可以刺激血液循環，減少腫脹。

4. **觀察你的腳** 你的腳長得如何可以顯示你全身的健康問題，包括糖尿病。例如，如果你的腳腫脹通紅，或者感染、疼痛、刺痛、麻木，你就得看醫生了。

5. **經常軟化** 對付足部硬皮的秘訣就是每天摩擦而不是偶爾做一次護理。先把腳浸在加了一匙重碳酸蘇打的水中軟化，然後用一塊浮石或銼刀磨腳底。

6. **讓指甲呼吸** 每個月留幾天不塗指甲油，讓指甲呼吸一下。這段時間磨指甲能使它們保持自然的光澤和促進血液循環。

7. **不含甲醛** 如果你的指甲易斷裂，請停止使用含甲醛的護理產品。把指甲浸在麥芽油或橄欖油中，10分鐘後按摩指甲表面。

8. **鐵和指甲** 飲食中鐵過少會使指甲薄而平，所以多吃些含鐵的食物，如瘦紅肉、乾果、堅果和綠色蔬菜。

9. **檢查你的指甲** 如果你的指甲上出現脊狀條紋，那可能是壓力造成的。如果出現波紋，就該考慮休息休息了。

10. **把手刷乾淨** 用牙膏刷你的指尖可以去除尼古丁和墨跡。用一把指甲刷蘸些牙膏覆在有漬的皮膚上，幾分鐘後沖洗掉。

11. **檸檬幫手** 檸檬汁裡的檸檬酸可以漂白變了色的指（趾）甲。把棉花棒浸在乾淨的檸檬汁中，然後塗在指（趾）甲上面，10分鐘後，你的指（趾）甲就乾淨如初了。

12. **穿吸汗的襪子** 腳是人體最容易出汗的部位。每隻腳上有25000個汗腺，每天可產生一小杯的汗水。穿天然織物或燈芯材料的襪子可以保持雙腳乾燥健康。

13. **夜櫻草花油強韌指甲** 夜櫻草花油對強壯堅韌指甲很有用。攝入足夠的鈣、鐵、鋅、蛋白質和維生素A、B、C同樣重要。

14. **按摩指尖** 每天晚上用護膚霜或護膚油按摩指甲可以保持指尖濕潤。如再混入薰衣草精油，還能幫助入睡。

15. **小心畸足** 畸足趾尖變寬變圓，趾甲會在趾尖彎曲。這是由於結締組織增大導致的嚴重後果，並且可能是潛在的肺病徵兆。你最好請教醫生。

16. **波線條** 波線條是指穿過指甲的凹痕。子宮生長被打亂時會產生這種現象，疾病和長時間壓力後也會產生。

17. **不讓指甲斷裂** 指甲每個月生長約3毫米，但大多數人看不到這一點。不是因為指甲長得太慢，而是它們常會斷掉。

18. **別挫走力量** 盡量少銼指甲，如果不得不那麼做，務必朝同一個方向。為了保護你的指甲，洗碗和做其他家務時戴上手套，並盡量避開刺激的化學品，例如漂白水。

19. **嚼口香糖** 別總是咬指甲，這樣不僅會使指甲產生裂痕和破縫，也會將嘴裡的細菌轉移到指甲上，使甲床上細微的裂縫增大。改嚼口香糖吧。

20. **晃晃手指** 指甲和指尖在不斷打字時會承受壓力。伸展雙手，搖晃手指可以緩解緊張，讓它們得到休息。

21. **指甲剝離** 如果指甲和甲床分離，這可能是某些疾病的徵兆，如牛皮癬、真菌感染、接觸性皮膚炎或某種藥物過敏，也可能是甲狀腺問題。

22.**硫和硅有益指甲** 食用富含硫和硅的食物，如花椰菜、魚、蜂王漿、海藻和洋蔥，

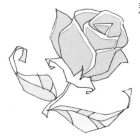

它們可以幫助保持指甲顏色，使其表面紅潤堅韌。

23.**處理老繭** 千萬不要剪掉老繭，因為你剪它們，反而只會讓它們長得更厚。你可以把手浸在溫水或蒸汽中，然後輕輕地用磨砂棒將老繭磨去。

24.**不要挖** 別用挖指甲的方式來清潔，這會傷害薄薄的保護層。一把軟毛指甲刷或舊牙刷就可以搞定難清洗的部位了。

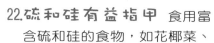

皮膚健康

●吃魚避免皮膚剝落●維生素C有助於膠原蛋白生長●減少壓力●抗氧化劑抗老化●戒菸使皮膚有彈性●壓力導致丘疹●ω-6脂肪●保持清潔●鐵治療蒼白問題●夜櫻草花油治療痤瘡●金縷梅使皮膚健康●維生素E消除皮膚炎●吃掉斑點和感染●喝酒讓你得皮癬●試試茶樹精油●維生素B3照顧皮膚●測試肌膚●橄欖油抗氧化●柑橘撫平皮膚●黑醋栗油●投綠茶一票●睡個美容覺●避免壓壓●獲得一級皮膚●保護皮膚的蔬菜汁●複製高科技維生素A●診斷乾燥皮膚●用堅果滋潤肌膚●排出不潔物●每周去角質●運動有益於肌膚●獲得玫瑰般紅潤●避免體重劇烈變化●看護薄皮膚●綠葉帶來氧●胡椒修復皮膚●鮭魚抗皺

1.**吃魚避免皮膚剝落** 乾燥、易剝落的皮膚表示你沒有攝入足夠的基本脂肪酸。一些魚類、種籽、堅果和油中富含脂肪酸。健康的皮膚應該包含15%的脂肪，因此確保你每周至少食用4份含豐富基本脂肪酸的食物。

2. **維生素C有助於膠原蛋白生長** 維生素C對膠原蛋白的生長有著重要作用，膠原蛋白是保持肌膚結構柔韌和年輕的成分。缺乏維生素C，皮膚就開始下垂，看上去疲勞老化。所以確保你的飲食中含有足夠的維生素C。停止抽菸，因為它會減少維生素C的吸收。

3. **減少壓力** 油膩的皮膚可能是由壓力期的荷爾蒙變化造成的，這時腎上腺被刺激產生更多皮脂。減少油炸食品和飲食中飽和脂肪酸的攝入量，多吃水果和蔬菜可以放鬆和減輕壓力。

4. **抗氧化劑抗老化** 自由基會使年輕肌膚老化，還會導致皮膚疾病。維生素A（番茄、胡蘿蔔、甘薯、西瓜和杏等蔬果中含有）的抗氧化性可以抵抗自由基。

5. **戒菸使皮膚有彈性** 吸菸者的皮膚比不吸菸者更容易下垂，因為香菸中帶有的氧化物會損害皮膚的彈性蛋白。另外吸菸還會阻礙體內循環。

6. **壓力導致丘疹** 丘疹，尤其是太陽穴和前額周圍的丘疹，是壓力大的標誌。建議你多喝水、多休息。

7. **ω-6脂肪** ω-6脂肪，提取自種籽和種籽油中，對皮膚健康非常重要，可以保持皮膚柔韌和濕潤。其最好的來源就是南瓜、向日葵、芝麻、核桃和夜櫻草花油，可以食用，也可以用來做美容產品。

8. **保持清潔** 下巴和下頜處的丘疹是由荷爾蒙引起的，並且多發生在月經期。保持你的皮膚清潔，它們很快就會消失。

9. **鐵治療蒼白問題** 大約18％的女性缺少鐵質。如果皮膚蒼白易破損，很可能就是缺鐵的問題。鐵最豐富的來源是紅肉、金槍魚和沙丁魚，同時人體也可以將小扁豆轉化為鐵。

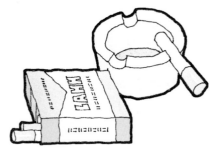

10. 夜櫻草花油治療痤瘡 亞麻籽油或夜櫻草花油都是豐富的基本脂肪酸來源。如果每天服用它們，可使皮膚油脂重新平衡，預防因過多的皮脂分泌而導致的痤瘡。

11. 金縷梅使皮膚健康 金縷梅葉有抗炎症特性，直接敷用時，可幫助治療輕微的皮膚問題，如皮膚和黏膜發炎、靜脈曲張、痔等。用其溶液漱口，可以解決牙齦問題。

12. 維生素E消除皮膚炎 遺傳過敏性皮膚炎是一種表現為發紅、發癢、濕疹和皮膚增厚等症狀的皮膚疾病，可以藉由每日服用一定劑量的抗氧化維生素E（可透過鱷梨、種籽和堅果補充）得到緩解甚至治癒。

13. 吃掉斑點和感染 鋅對健康的免疫系統非常重要，可以治療雀斑和皮膚瑕疵，在紅肉、牡蠣、花生和葵花子中含量豐富。這種礦物質可幫助減少皮膚感染、斑點和瘤子。

14. 喝酒讓你得皮癬 牛皮癬是皮膚出現發癢的紅點、斑紋的一種狀況。由於酒精的吸水性可能會使這種情況惡化。所以如果你要喝酒，請同時大量喝水。

15. 試試茶樹精油 茶樹精油可以幫助緩解痤瘡，對其他皮膚問題也有積極的作用，包括真菌感染、割傷、擦傷和蚊蟲叮咬。

16. 維生素B3照顧皮膚 維生素B3是保持皮膚健康的重要維生素，全麥麵包和其他全麥產品、營養麵包和穀物、牛肉、雞肉、堅果、花生油、三文魚中的維生素B3可以使皮膚有彈性。

17. 測試肌膚 皮膚彈性測試可以得知你皮膚的年輕度。輕按5秒鐘手背上的皮膚，看它多久彈回，平均的測試結果是：60歲的人10秒鐘彈回，50歲的人5秒，20歲的1秒。

18. **橄欖油抗氧化** 新榨橄欖油含有很強的抗氧化劑，可抵抗陽光對皮膚的抗氧作用，減少對皮膚的傷害和皮膚的老化。陽光曝曬後塗抹橄欖油，可以保護皮膚。

19. **柑橘撫平皮膚** 檸檬和柑橘是維生素C的良好來源，維生素C可以保護皮膚不老化。檸檬和柑橘的木髓還含有豐富的食物類黃酮，可幫助強韌細小的皮膚微血管，以及避免那些不引人注目的紋理斷裂。

20. **黑醋栗油** 黑醋栗油富含γ亞麻酸，可以促進皮膚、毛髮和指甲的健康、快速生長。每天使用，6周後能看到結果。

21. **投綠茶一票** 綠茶，不管是飲用還是作為藥膏，都可以減少炎症，幫助預防皮膚問題。

22. **睡個美容覺** 美容覺並不是神話。當你睡覺時，皮膚可以再生和自我修復。水分流失的高峰期是晚上11點到清晨4點，如

果水分蒸發過多，年齡大一點的皮膚會引起細胞死亡。所以保證睡前做好皮膚保濕，那樣它就能自我修復了。

23. **避免擠壓** 人們可能會喜歡擠壓痘痘，但這會破壞皮囊，形成疤痕。換用茶樹油或蘆薈來緩解。

24. **獲得一級皮膚** 甘薯、胡蘿蔔、蜜瓜、紅辣椒、菠菜、番茄、動物肝臟、魚、蛋黃、牛奶和其他乳製品等富含維生素A的食物，可促進全身皮膚健康，促進皮膚再生。

25. **保護皮膚的蔬菜汁** 嘗試這個建議：把4根胡蘿蔔、2支蘆筍、半個卷心萵苣和一把菠菜葉打成汁，每周飲用3次這種調和物，能保護你的皮膚免受感染，保持皮膚彈性。

26. 複製高科技維生素A 視黃醇（retinol）是昂貴的抗老化面霜中的神奇成分，是維生素A的一種形式。你可以從動物肝臟、魚油、蛋黃、黃油和乳酪中取得。人體將視黃醇轉化為維生素A來構建皮膚深層的膠原蛋白。

27. 診斷乾燥皮膚 極度乾燥的皮膚可能是由於某些隱藏的健康問題（如糖尿病）引起的。糖尿病會造成循環不良，導致皮膚容易脫落和乾燥。如果你很擔心，請問問醫生的意見。

28. 用堅果滋潤肌膚 核桃和杏仁都富含基本脂肪酸，可以使膠原蛋白再生，自然地保濕肌膚，堅韌年輕皮膚。這些堅果也含有抗炎症物質，可以保持皮膚光滑，預防痘痘。

29. 排出不潔物 攝入適當的水分不僅可以促進皮膚天然的濕潤，也可以讓它通過細小的汗腺不斷排汗。脫水會停止水流通過全身，導致青春痘。

30. 每周去角質 去角質可以促進皮膚的血液流動，幫助皮膚更新，擺脫阻塞毛孔和使面色變得晦暗的死皮細胞。每周用柔軟的刷子去一次角質，效果最好。

31. 運動有益於肌膚 運動促進血液循環，將營養物質輸送到皮膚表面。借助於在體內流動的血液，皮膚深層的活細胞可以被推到皮膚表面，確保健康的再生過程。

32. 獲得玫瑰般紅潤 玫瑰精油可以減少皮膚的疤痕和斑點，也可以撫平皺紋，為皮膚補水，使其產生自然的紅潤。

33. 避免體重劇烈變化 劇烈的體重波動會拉伸皮膚，引起下垂。為了皮膚長期的美觀，請避免過多增重或減肥。

34. 看護薄皮膚 臉部是人體皮膚最薄的部分，隨著皮膚老化，它會越來越薄，越來越乾，繼而需要更多保護和保濕，特別是在嚴寒季節。

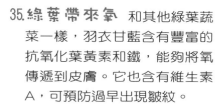

35. **綠葉帶來氧** 和其他綠葉蔬菜一樣,羽衣甘藍含有豐富的抗氧化葉黃素和鐵,能夠將氧傳遞到皮膚。它也含有維生素A,可預防過早出現皺紋。

36. **胡椒修復皮膚** 紅色和深橘黃色的胡椒有抗氧化維生素A和E以及生物類黃酮,能夠由內而外地修復皮膚。

37. **鮭魚抗皺** 和其他冷水魚一樣,鯖魚、金槍魚、鮭魚都含有豐富的ω-3脂肪酸可預防皮膚發炎,潤澤肌膚。

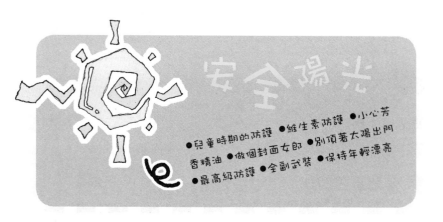

安全陽光

●兒童時期的防護 ●維生素防護 ●小心芳香精油 ●做個封面女郎 ●別頂著太陽出門 ●最高級防護 ●全副武裝 ●保持年輕漂亮

1. **兒童時期的防護** 大部分人在18歲以前,吸收了他們整個人生中80%的陽光,而此時正是皮膚對陽光傷害最敏感的時期。兒童時期只要有一次嚴重曬傷,就會使皮膚癌發生的機率增加一倍。

2. **維生素防護** 維生素C和E可以幫助保護皮膚不被曬傷,並能夠中和產生於紫外線的具有傷害性的自由基,有可能減少皮膚癌的危險。

3. 小心芳香精油 有些種類的精油，例如橘子、檸檬、香檸檬等柑橘類精油，和陽光中的紫外線發生作用時，容易導致皮膚曬傷，夏天請小心使用。

4. 做個封面女郎 用布把皮膚包裹起來，戴上太陽鏡和寬邊帽，可以保護眼鏡和臉部。使用SPF值為15或更多的防曬霜，可以保護你的皮膚免受陽光的侵害，不易得皮膚癌。

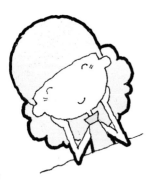

5. 別頂著太陽出門 在上午11點到下午2點這段陽光最烈、紫外線A（即UVA）最強的時候，待在家裡，或躲在樹陰、遮陽傘下，可以避免皮膚受傷害。

6. 最高級防護 防水防曬霜可以不被水或汗水洗去。如果你被陽光直接曝曬的話，應該在曝曬前30分鐘塗抹，然後每2小時再塗一次。

7. 全副武裝 當你塗防曬霜時，記住不要忘記雙手、脖子、耳朵和唇部。因為這些部位最容易被曬傷而得皮膚癌。

8. 保持年輕漂亮 吸菸後，陽光是產生皺紋的罪魁禍首。遠離陽光或使用SPF值較高的保濕防曬霜，使你的皮膚永遠保持健康和年輕。

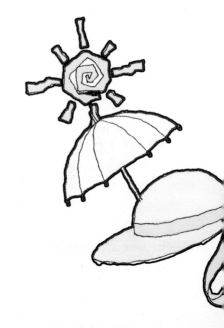

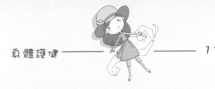

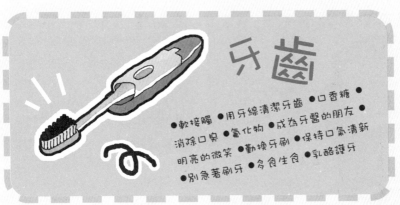

牙齒

●軟接觸 ●用牙線清潔牙齒 ●口香糖 ●
消除口臭 ●氟化物 ●成為牙醫的朋友 ●
明亮的微笑 ●勤換牙刷 ●保持口氣清新
●別急著刷牙 ●多食生食 ●乳酪護牙

1. **軟接觸** 許多牙齦問題是由刷牙太用力引起的，這會導致牙齦萎縮。電動牙刷可以避免過度壓迫，從而解決這個問題。如果你使用的是一把普通的牙刷，記住刷毛只要輕輕地朝牙齒表面彎曲就可以了。

2. **用牙線清潔牙齒** 如果你不使用牙線，你的牙齒表面將有35％完全沒有被清潔到。所以要想真正清潔牙齒，請每晚使用牙線清潔。

3. **口香糖** 咀嚼無糖口香糖會增加唾液流動，幫助中和血小板酸度，使牙齒保持健康。但是過度咀嚼口香糖會產生氣體，所以一天最多嚼一顆。

4. **消除口臭** 口臭和口腔乾燥都是脫水的症狀，多半是由於喝太少白開水了，請將你的茶或咖啡換成白開水。

5. **氟化物** 氟化物對牙齒健康很重要，但是某些礦泉水中含量很少。自來水中的氟化物含量比較高，所以要盡量喝過濾的白開水而不是純淨水。

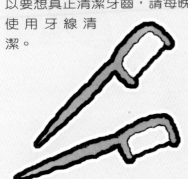

6.成為牙醫的朋友 牙醫建議每3～6個月去做一次口腔檢查，同時要定期洗牙。如果你是糖尿病患者就更要經常去看牙醫，因為你的牙齦更容易出問題。

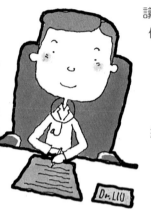

8.勤換牙刷 使用已經磨損的舊牙刷會使刷牙效果削弱一半。當刷毛開始磨損時更換你的牙刷。

9.保持口氣清新 研究發現，25％的成年人在某一階段會有口臭。你不僅可以透過每天至少刷兩次牙來避免這個問題，也可以用一把刷舌器，把舌頭上的氣味細菌刷除。

7.明亮的微笑 要去除斑點和污漬，使牙齒更明亮，請漱口或用蘇打水刷牙。

10.別急著刷牙 最好在吃過飯半小時後刷牙，讓你的口中產生正常的唾液量和細菌量，因為它們是保護牙齒和牙齦表面的護衛。

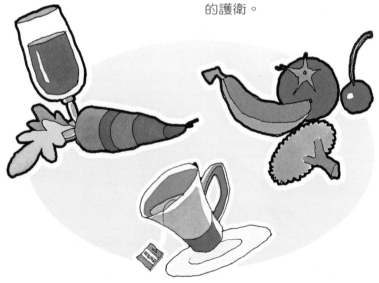

11.**多食生食** 吃生的東西會增加唾液分泌，有利於牙齒健康。選擇中性的胡蘿蔔和芹菜效果最佳。柑橘類水果由於含有大量的柑橘酸，在食用後應該喝一杯水以沖去多餘的酸，保護牙齒。

12.**乳酪護牙** 吃完飯後吃一片乳酪，可以防止牙齒腐蝕，甚至將乳酪加入食物烹調也可以使你的牙齒堅固、健康。吃完飯後，乳酪可以通過降低口腔酸度來保護牙齒的琺瑯質。

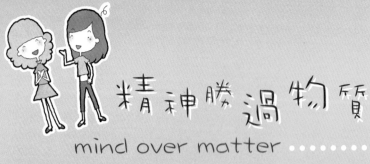

精神勝過物質

mind over matter ·····

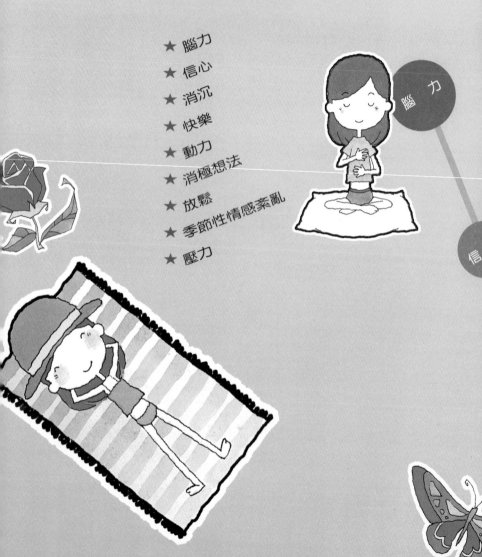

腦　力

信

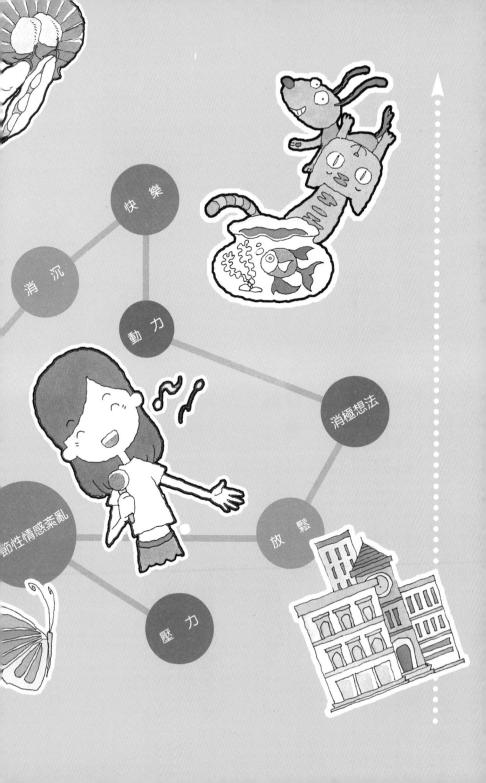

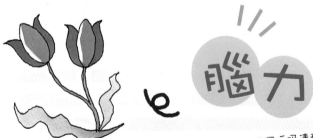

腦力

●喝水補腦 ●聰明的早餐 ●對香蕉著迷 ●吃一份IQ食物 ●深呼吸清醒頭腦 ●肌氨酸使你更有創造力 ●愛上音樂 ●再吃些巧克力 ●用另一隻手 ●補鐵改善記憶 ●鍛鍊大腦 ●運動幫助思考 ●支持蛋白質 ●橄欖油改善思維 ●注重早餐 ●完整飲食 ●戀上枕頭 ●控制脂肪攝入 ●醬果智多星 ●休息時間請吃三明治 ●健腦礦物質 ●補充蛋白質 ●鋅增強記憶 ●豆「輔」腦 ●堅果改善記憶 ●喝出聰明 ●來杯濃咖啡 ●少用計算機 ●「酪」出冠軍腦 ●自我挑戰 ●清淡工作餐 ●釋放壓力 ●大豆智多星 ●緩慢釋放 ●素食者補腦 ●休息一下 ●記得加大蒜 ●刺激你的感覺 ●轉移注意力

1. 喝水補腦

大腦約重1.3公斤，相當於一隻中等體積的雞。其3/4是水組成的，因此讓自己脫水真的會降低你的腦力。請每天補充1.5～2公升水。

2. 聰明的早餐

最能夠促進腦力的早餐是高纖和碳水化合物豐富的食物，它們緩慢地釋放能量，例如全麥麵包和穀物、麥片粥或新鮮水果，加一些牛奶、培根、雞蛋或花生醬。

3. 對香蕉著迷

從碳水化合物釋放並進入血液的葡萄糖，是大腦最喜愛的食物。它釋放得越慢越穩定，就越好。香蕉、蘋果、麥片粥和細磨麵包都是很好的點心。

4. 吃一份IQ食物

如果你感到行動遲緩，請迅速補充一份促進腦力的食品，例如果泥加燕麥粥或蘋果濃湯加蜂蜜，可以使大腦更持久地快速運作。

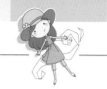

5. 深呼吸清醒頭腦 大腦是人體第二大器官，它消耗身體中20％的氧氣。因此，每天做深呼吸訓練，促進氧氣循環。

6. 肌氨酸使你更有創造力 研究表示，日常補充促進肌肉生長的肌氨酸，可增強腦力，保持大腦高能量循環。

7. 愛上音樂 聽古典音樂的寶寶比不聽古典樂的同齡人更加聰明。還有一些證據說明，音樂可以幫助成年人思路清晰。

8. 再吃些巧克力 這是很嚴肅的！研究表明，黑巧克力對大腦有保護作用。把口味和新事物或興趣結合起來，例如製作你自己的巧克力食譜，來增強智力。

9. 用另一隻手 當寫字、吃東西和運動時，試著使用你另一隻手（如果你是個右撇子，請使用左手；如果你是個左撇子，請使用右手）。專家們說，這會刺激你大腦的某個部分，而習慣卻做不到。

10. 補鐵改善記憶 身體內缺乏鐵，會妨礙學習和記憶機能，同時阻礙體內其他部位的細胞生長。為了避免這種現象，請多食用綠葉蔬菜、無花果、葡萄乾、豌豆和肉，它們含有大量的礦物質。

11. 鍛鍊大腦 每天選一個物體，研究它數分鐘，然後閉上雙眼，重塑它的形象。盡可能地回憶，然後睜開雙眼，看看漏掉多少。每天選擇不同的物體，以增強注意力和記憶力。

12. 運動幫助思考 每分鐘大約有750毫升血液流過你的大腦。每周3次，每次半小時的運動，可以促進血液循環，提高心臟效率，開發潛在的腦力。

13. **支持蛋白質** 蛋白質是大腦製造神經元的磚石，它們對所有的思維過程都至關重要。食用肉、魚、豌豆、小扁豆、大豆及豆製品、雞蛋和乳製品，可以補充蛋白質，使你保持機敏。

14. **橄欖油改善思維** 那些飲食中含有大量單不飽和脂肪酸的人記憶力和注意力會更好，那是因為這些健康的脂肪對構成大腦細胞膜有益。單不飽和脂肪酸存在於橄欖油和亞麻籽油中。

15. **注重早餐** 早餐吃得豐盛的人反應更快，具有較強的解決問題的能力和更靈敏的記憶力。而那些不吃早飯或匆忙間隨便吃一點的人，這些能力就會弱一些。所以要認真對待你的早餐。

16. **完整飲食** 大腦需要一天24小時補充營養，因為它不能儲存足夠的能量來維持它的運作。所以即使漏掉一餐，對你的思維過程都有害。試著少量多餐，使大腦能量隨時滿載。

17. **戀上枕頭** 睡眠讓你的大腦再生，使你第二天保持頭腦清醒和活躍。專家認為，每晚7～8小時的睡眠對大腦最好。

18. **控制脂肪攝入** 攝入過多脂肪會阻礙人的認知。保持大腦靈敏的最健康飲食，是那些包含鮭魚和鯖魚魚油的食物。它們不僅能夠預防智力衰退，而且可以促進腦力。

19. **藍果智多星** 一天一碗藍莓，可以改善短期記憶，預防年齡引起的智力衰退。

20. **休息時間請吃三明治** 碳水化合物食物，包括含澱粉的蔬菜、義大利麵、馬鈴薯、穀物和麵包，可以刺激大腦中放鬆的化學物質複合胺的釋放，幫助大腦在一整天的工作後好好休息。

21. **健腦礦物質** 鈉和鉀是保證大腦最佳運作的重要成分，可促進神經元之間的連接。香蕉是種富含鉀的美味點心，鈉可以在鹽、肉等食物中獲得。

22. **補充蛋白質** 肉、魚、乳酪、豆製品和堅果等富含蛋白質的食物，幫助大腦產生多巴胺——一種對快速思維很重要的化學物質。食用75～125克蛋白質，可以使你精力充沛且更加機敏。

23. **鋅增強記憶** 貝殼含有鋅，可以促進短時記憶和回憶，並且增強語言和視覺記憶。鋅也可以在豆類、黑火雞肉和豌豆中找到。

24. **豆「輔」腦** 豆類、蘋果和梨含有大量硼，可幫助增強靈敏度和記憶力。

25. **堅果改善記憶** 堅果，尤其是核桃和巴西堅果，富含增強記憶的鎂，可以改善大腦功能和靈敏度。

26. **喝出聰明** 你的大腦需要充分補充水分，以達到最佳的工作水準。因此，每天飲用8杯水，是確保注意力和神經靈敏所必須的。

27. **來杯濃咖啡** 咖啡因透過使現有的大腦細胞膨脹，幫助新細胞生長，可以改善記憶力；但是喝太多反而會引起注意力下降。所以請喝義式濃縮咖啡，它比其他咖啡含較少的咖啡因。

28. **「酪」出冠軍腦** 乳酪可以幫助大腦增加神經傳遞素乙先膽鹼水準，促進大腦全面運作。其他具有相同功能的食物有：動物肝臟、魚、牛奶、花椰菜、卷心菜和甘藍。

29. **自我挑戰** 偶爾挑戰日常生活方式，例如參加一項新的課程，或閉上雙眼在臥室裡摸索前進，可以強迫大腦工作，加快反應速度。

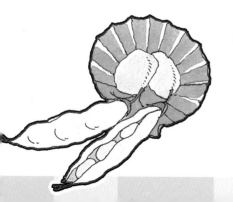

30. 清淡工作餐 一頓大餐之後，體內大部分的氧被負責消化的腸道消耗掉，此意味著大腦獲氧量減少。這就是你通常在一頓工作午餐後感到疲倦的原因。如果你想在此時保持靈敏，午飯吃得清淡些。

31. 釋放壓力 壓力荷爾蒙，例如氫化可的松，會損害大腦細胞，這意味著你會更有壓力，頭腦將更加模糊。放鬆自己可以幫助集中注意力。

32. 大豆智多星 大豆和豆製品含有大量卵磷脂，對於形成大腦結構非常重要。因此記得每餐吃一點。

33. 緩慢釋放 低密度碳水化合物蔬菜，例如花椰菜、菠菜、青菜，新鮮香草和低糖水果，例如漿果和蜜瓜，都會緩慢地釋放糖分，幫助大腦辛勤工作一整天。

34. 少用計算機 用計算機來節約時間可能並不划算，使用自己的大腦計算會更有益。

35. 刺激你的感覺 以不尋常的方式同時刺激多種感官，例如邊聽交響樂邊吸入香草精華，可以刺激大腦協調感官反應，激發你的思考潛力。

36. 轉移注意力 你的大腦不接受負面的信息，因此告訴自己不要總是想著什麼東西出問題了，而是轉移注意力，使自己完全注意另一件事情。你會發現讓人擔憂的想法消失了。

37. 素食者補腦 素食主義者需要補充供腦能量。可以藉著增加蛋白質（堅果和大豆）的攝入得到好處，或者服用蛋白質替代品，它們都能促進大腦的血液流動。

38. 休息一下 長時間將注意力集中在同一件事情，可能並不是解決問題的最佳方法。試著讓自己休息一下，也許主意會自然孵化出來。

39. 記得加大蒜 大蒜被證明可以改善空間記憶，幫助預防年齡造成的記憶力衰退。可在食物或調味料中放些大蒜。

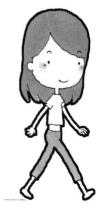

●進門的時候 ●學習偶像的做法 ●筆直站立 ●
泡杯頡草茶 ●學會欣賞自己 ●咖啡因讓你緊張
●點心消除緊張 ●向太陽公公問好 ●變得積極
●學會接受讚揚 ●大方地讚揚別人 ●幫助他人

1. 進門的時候 第一印象真的很重要,所以每次踏進一間房間,抬起你的頭,壓下你的肩膀,這會使你顯得充滿自信。並且,如果你看上去一副自信滿滿的樣子,你確實會更自信。

2. 學習偶像的做法 如果你想在一次商務會談或社交場合摔了一跤後還能保持自信,那麼就想像某個你尊敬和崇拜的人物,花幾分鐘學他的做法。事實上,這會成為你的習慣,同時他們的自信會成為你的一部分。

3. 筆直站立 挺直站立促進你的深呼吸,繼而減少焦慮,使你感到更加有自信。

4. 泡杯頡草茶 頡草屬植物可以使超過2/3的人消除焦慮。當你感覺情緒低落的時候,喝一杯用它的根泡的茶吧。

5. 學會欣賞自己 列一張單子,寫出至少5～10件你喜歡自己的理由,並隨身攜帶。這樣,當你自我感覺很差時,可以看一看。

6. 咖啡因讓你緊張 咖啡因會加速心跳,繼而增加緊張和焦慮,如果你希望鎮定和冷靜,選擇白開水或一杯花草茶。

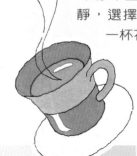

7. 點心消除緊張 如果你感到精神不適，那有可能是因為你的胃空了。當我們需要食物時，信心會跌落。所以，即使你不覺得肚子餓，也要吃一份健康的點心。

8. 向太陽公公問好 陽光能增加人體改善情緒的複合胺的天然水平。因此，如果你覺得沒有信心，呼吸新鮮空氣可能會讓你感覺好一些。

9. 變得積極 當你發現自己有消極的想法時，不管多麼小，也要努力將它轉化為積極的。消極想法是一個應該改正的壞習慣。練習克服小小的消極想法是最好的辦法。

10. 學會接受讚揚 自信心低落的人，常常感到很難接受他人的讚美，所以下次有人誇獎你時，努力去傾聽並感謝他們。

11. 大方地讚揚別人 學會讚美他人，機智的讚美不僅可以使人感覺更好，而且可以增強你的自尊。在某個人身上尋找優點，然後告訴他你的發現。

12. 幫助他人 為別人做件好事，可以使你感到更有自信。因為這使你不再只想著自己，而是將注意力集中在積極的一面。

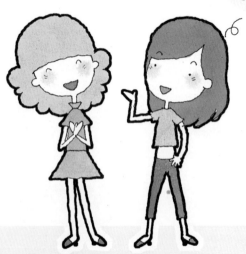

妳燙頭髮囉！很漂亮耶，這個新髮型很適合妳喔！

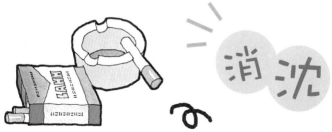

消沈

●冥想定心 ●樹立信仰 ●金絲桃使你快樂 ●「跳」出低迷 ●手指和情緒 ●自言自語讓你快樂 ●綠色戰勝疲勞 ●吸入檸檬精油 ●葉酸戰勝憂鬱 ●曬曬太陽心情好

1. 冥想定心 冥想可以透過放鬆身體和減少焦慮而幫助減輕消沉情緒，尤其是在冥想同時輔以呼吸運動。每天至少10分鐘的冥想可達到最佳效果。

2. 樹立信仰 研究人員發現，當需要從消沉情緒中解脫時，有信仰的人往往比沒有信仰的人恢復得更快。都是信仰幫了他們的忙！

3. 金絲桃使你快樂 在具有掃除低落情緒功能的同時，金絲桃還有抗病毒和抗真菌的功效。它通常是藥丸或注射液中的成分，也是早晨起來後第一時間食用的最佳食物。

4.「跳」出低迷 舞蹈和音樂可以幫助去除消極情緒——這可是一個跳舞的最佳理由哦！買張你最喜歡的CD，邊聽邊跳搖擺舞；或參加舞蹈班，彈鋼琴，或者大聲歌唱。

5. 手指和情緒 無名指比食指長的人往往較那些無名指比食指短的人更加容易陷入消沉情緒當中，這或許是由他們早期的荷爾蒙轉變引起的。

6. 自言自語讓你快樂 自言自語不僅可以幫助減輕消極情緒，也可以增強你的自信，讓你積極思考。說說你獲得的成就以及你有多幸運，錄下來，然後當你情緒低落時就放來聽聽。

7. **綠色戰勝疲勞** 綠色蔬菜，如菠菜、椰菜和羽衣甘藍等，都含有大量B群維生素，可以透過調動情緒和緩解疲勞來幫助戰勝消極情緒。

8. **吸入檸檬精油** 要迅速改善情緒，在你的浴缸中滴入幾滴香檸檬精油或香薰精油。但是在大晴天要特別當心，因為香檸檬會增加皮膚對陽光的敏感。

9. **葉酸戰勝憂鬱** 水果、蔬菜、強化穀物食品以及許多非處方營養素中含有的葉酸，已被證明可以改善情緒。研究發現，那些血液中葉酸含量較低的人通常比其他人更加容易陷入消極情緒中。

10. **曬曬太陽心情好** 要想去除消極情緒，讓自己好好地曬曬太陽是必須的，尤其是在晴天非常少的冬日裡。將你的桌子放在窗下，並且盡量讓自己每天中午的時候至少出去曬個10分鐘太陽。但是如果陽光十分強烈，請先保護好你的皮膚免受紫外線的輻射。

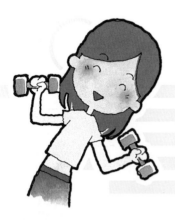

快樂

● 跳進水裡 ● 相信你的直覺 ● 打電話給你的朋友 ● 多吃水果 ● 運動消除擔憂 ● 養寵物 ● 睡走煩惱 ● 不要生氣 ● 在你的生活中加進陽光 ● 想出快樂 ● 遠離鏡子 ● 微笑面對困難

1. **跳進水裡** 游泳不僅是很好的運動，事實證明，當你潛入水中的時候你會獲得意外的情感收穫。研究顯示，水是很好的減壓劑，也是極佳的情緒調節劑。

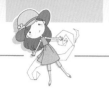
2. **相信你的直覺** 女人相信直覺往往會將自己帶上正確的道路，而現代科學也表示真的有第六感存在，尤其是在危險或冒險的情況下。學會去相信你的直覺。

3. **打電話給你的朋友** 研究說明，朋友圈子大的人比孤獨的人來得快樂，並且自我感覺更好。下一次當你有5分鐘閑暇時，打個電話給朋友，簡短地聊聊吧。

4. **多吃水果** 水果含有大量維生素C，如柳橙、黑醋栗和奇異果。維生素C可以讓身體產生更多使你感覺更好的恩多酚，從而改善情緒。

5. **運動消除擔憂** 運動不僅對你的身體好，它對你的精神也十分有益。它能刺激恩多酚的釋放，而恩多酚是產生快樂感的天然荷爾蒙。

6. **養寵物** 擁有一隻寵物可以調整你的情緒，幫你導出壓力，讓你走出困擾，帶給你另一個關注焦點。不要以為只有毛皮動物，魚和昆蟲也可以成為很好的寵物。

7. **睡走煩惱** 睡眠不足的人往往比那些嗜睡的人更難以感到快樂。專家相信，如果你想要微笑著醒來，每晚7～8小時的睡眠是必須的。

8. **不要生氣** 長時間由生氣產生的壓力會增加3倍患心臟病和中風的危險。所以，與其生氣，不如做個深呼吸，再問問自己這樣做是否值得。

9. **在你的生活中加進陽光** 自然日照能刺激身體產生維生素D，這是一種使大腦產生快樂化學物質從而使人愉悅的必要成分。

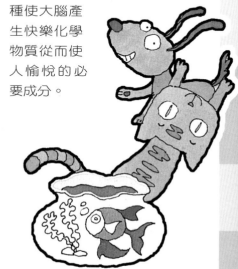

10. **想出快樂** 這可能讓人難以置信，但是大腦掃描證明，簡單地想像一些事物可以刺激大腦中某個特殊部位的活動，而這種活動是大腦在真實活動時產生的。這也表示，想像你自己處於快樂狀態，可能真的會讓你感覺更快樂。

11. **遠離鏡子** 別在意你的長相。專家說，你看起來怎樣並不重要，重要的是你的內在。避免強迫症似地不斷照鏡子，反而應走出家門，呼吸新鮮空氣，來個讓人精力充沛的散步。這絕對會讓你感覺更好。

12. **微笑面對困難** 一個簡單的微笑可以牽引面部肌肉，釋放頸部、雙頰、前額和肘部的緊張，讓你感覺更好。

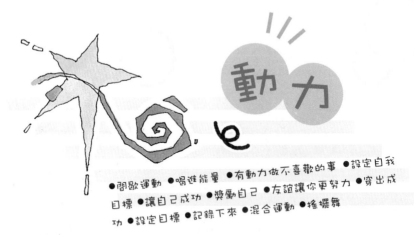

動力

● 間歇運動 ● 喝進能量 ● 有動力做不喜歡的事 ● 設定自我目標 ● 讓自己成功 ● 獎勵自己 ● 友誼讓你更努力 ● 穿出成功 ● 設定目標 ● 記錄下來 ● 混合運動 ● 搖擺舞

1. **間歇運動** 如果你在做運動的時候，心裡掙扎著要不要繼續下去，不妨試一試換成間歇型的運動。運用這種方法，你的大腦對短期突發事件可以做出最佳回應，進而使你能夠更長時間努力工作。

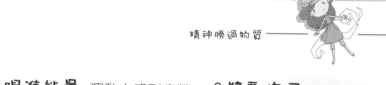

2. 喝進能量 運動中感到疲勞大部分是由於脫水引起的，這導致身體功能下降來保存必須的體液。確保要經常飲水使自己免於脫水。

3. 有動力做不喜歡的事 那些快樂和放鬆的人會更容易找到動力去做一件他們原本不願意做的事情。留一段時間做你自己不喜歡的事，做完之後好好獎勵自己，這樣它們就不會破壞你的生活了。

4. 設定自我目標 每天為自己設定一個可以達成的目標，幫助你的身體進入自然的「付出一收穫」循環中。在做完每件事後，讓自己休息片刻作為獎勵，而不要忙完一件事接著急匆匆地開始下一個任務。

5. 讓自己成功 將你很想達到的目標形象化將有助於你真正實現它。這是因為你在想像它的時候會掃除一切負面因素，而轉向正面的、積極的行動。

6. 獎勵自己 你可以像訓練狗或孩子一樣，藉獎勵來刺激自己。當你完成某件任務後，犒賞一下自己，這樣你就會很快完成「待做事項表」上所有的事情了！

7. 友誼讓你更努力 找個朋友或健身房伙伴一起運動，可以提高1/3的效率。健身伙伴互相幫助，可以讓運動更有趣，並且能夠將注意力從十分枯燥乏味、不斷重複的運動中轉移。

8. 穿出成功 如果你看上去很好，你可能自我感覺也會很好。如果你感覺低落，那麼就努力讓自己穿得更好，然後照照鏡子，微笑。你會為自己的變化感到驚訝。

9. 設定目標 設定你可以達到的目標，選擇你確信自己可以做並且能做好的活動。如果你總是在做運動時感到沮喪，或許是該重新制定策略、換個更好的方法了。

10. **記錄下來** 把你正在試圖改進的事物都記錄下來，會幫助你認識到自己做得有多好，並且指導你設立新目標。如果你感覺自己陷入了慣例中，就重新設立一個挑戰，並記錄自己的進展。

11. **混合運動** 沒有人說你一定要每天早晨走一樣的路線，或日復一日地在同一條馬路上跑步。尋找事物的多樣性，不要一成不變，你會發現自己開始期待風景的變換以及活動的多樣性了。

12. **搖擺舞** 研究表示，在做運動或不喜歡的任務時播放自己喜歡的音樂，或是積極、鼓舞人的唱片，可以增加樂趣，提供動力。所以，當你清掃廚房的時候，拿起掃帚，不妨隨音樂跳支舞。

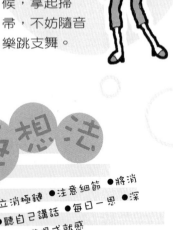

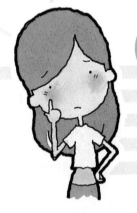

消極想法

● 往好處想 ● 建立消極鏈 ● 注意細節 ● 將消極情緒鎖起來 ● 聽自己講話 ● 每日一思 ● 深呼吸 ● 說話前三思 ● 獲得成就感

1. **往好處想** 負面思想不僅會讓你感覺糟糕，而且會加劇疼痛。那些總是往消極面想問題的人，比積極想問題的人更容易產生疼痛感。

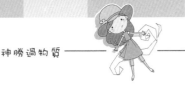

2. **建立消極鏈** 裝一口袋迴紋針，每當你感覺消極的時候就將一支迴紋針套在另一支上，形成一個鏈。一天過完後，你會發現自己有多消極。當你認清使你消極的原因後，找方法將它們變成積極的因素吧。

3. **注意細節** 過於強調籠統化的人比那些注意細節的人更容易產生消極的想法。所以，下一次你情緒低落的時候，不要輕易接受它，而是想想為什麼你會感覺不好，並試著做些什麼來解決它。

4. **將消極情緒鎖起來** 保留一本消極手冊，將其中的消極情緒鎖起來。每當你消極思考時，就在這筆記本裡寫下你的想法，這筆記本就替代你的大腦承擔了那些消極的事物。

5. **聽自己講話** 傾聽自己的聲音，特別是和你最愛的人在一起的時候。你說的是你想表達的嗎？你說出來的話是不是會有你未曾預料到的評判性呢？把別人想得好一點，並且讓他們知道你對他們的想法。

6. **每日一思** 以對自己的積極想像開始每天的生活。可以想像你喜歡或樂意去做的事情，也可以是使你感覺很積極的事情。

7. **深呼吸** 如果你感到消極的想法正籠罩著你，快停下來，做個深呼吸。因為消極思想與壓力反應有關的，而這可以透過一系列長而緩慢的深呼吸來中止。

8. **說話前三思** 下一次當你想對別人說的話進行辯駁時，請三思而後行。然後，與其將它作為一個批評說出口，不如從中找出正面的含意。

9. **獲得成就感** 不要瞎擔心你無法改變的事情，相反地，應該集中精力解決你可以改變和控制的事物，這樣你反而會有點成就感。

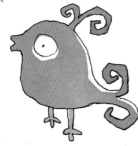

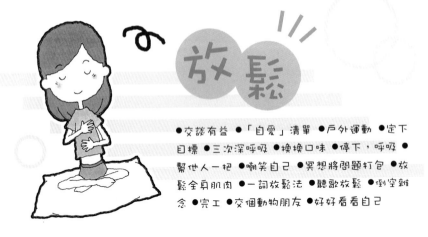

放鬆

●交談有益 ●「自愛」清單 ●戶外運動 ●定下目標 ●三次深呼吸 ●換換口味 ●停下，呼吸 ●幫他人一把 ●嘲笑自己 ●冥想將問題打包 ●放鬆全身肌肉 ●一詞放鬆法 ●聽歌放鬆 ●倒空雜念 ●完工 ●交個動物朋友 ●好好看看自己

1. **交談有益** 交談讓大腦思考問題，鼓勵不同的觀點，減少焦慮和緊張，有助於放鬆。下次你感到有壓力時，就去找個人聊聊吧。

2. **「自愛」清單** 如果你覺得緊張，花幾分鐘寫一張清單，上面包括5件你做得出色的事，5件你喜歡自己的地方。然後等下次焦慮時拿出來看看，或許能使你放鬆。

3. **戶外運動** 運動可以在體內釋放一種叫做恩多酚的天然化學物質。恩多酚可調節你的情緒，使你感到愉快。試著每周至少運動3～4次，每次半小時，最好在戶外，能夠享受新鮮空氣。

4. **定下目標** 寫下你下周、下個月或明年夏天的目標，寫3件你可以做的有助於完成這些目標的事，然後著手去做。

5. **三次深呼吸** 將一隻手放在胸前，另一隻放在胃部。深深地吸氣，感覺你放胃部的手在動，胸部的卻不動。呼氣，然後再深吸，數到3。用嘴呼出，數到5，接著做下一次呼吸。

6. **換換口味** 一次新的挑戰是放鬆的好辦法。做法很簡單，比如讀另一種類新書，或變換桌子的擺放位置，或一些更大的事，像度假或參加某個俱樂部。

7. 停下，呼吸 隨時注意呼吸是個簡單聰明的放鬆技巧。不管你在哪裡，都可以花幾分鐘時間做幾次深呼吸，然後你就會發現身體放鬆下來了。

8. 幫他人一把 減輕你生活壓力、幫助放鬆的最好方法之一，就是幫助他人。例如，照顧鄰居的花園，幫他們割草，自願去養老院或動物收容所幫忙。

9. 嘲笑自己 儘管這很難，但研究表示，自嘲是放鬆內在緊張和改善生活前景的好辦法。不要擔憂、緊張或生氣，試著看到事物有趣的一面。

10. 冥想將問題打包 冥想可以緩解慢性疾病的困擾以及由壓力引起的身體紊亂，如腹痛、胃潰瘍和慢性腹瀉。冥想幫助減緩呼吸頻率，增加耗氧量和大腦血液流動，緩和腦波頻率。

11. 放鬆全身肌肉 從你的腳趾開始，收緊肌肉直到覺得有點痛，然後完全放鬆，讓它們自然彎曲。在腿、臂、肩、背和手等部位的大塊肌肉處都重複這樣的動作。感覺一下收縮和放鬆後的變化，然後等收縮時做一次身體檢查，看看哪塊肌肉需要放鬆。

12. 一詞放鬆法 挑一個你喜歡的詞，閉上雙眼集中精力，在頭腦中重複重複再重複。研究表示，這種「一詞放鬆法」可以給予頭腦和身體驚人的益處，減輕壓力和幫助休息。

13. 聽歌放鬆 每天花點時間聽些放鬆音樂，如古典樂、舒緩的鋼琴曲、複調或弦樂。聽歌時讓你的頭腦空白不要想任何事。

14. 倒空雜念 研究證明，每日冥想可減輕壓力和增強體內免疫系統功能。所以每天早晨花幾分鐘時間思考，集中於呼吸，將腦中的雜亂想法清空。

15.**完工** 我們的大腦在沒有任何一個想法困擾時才會休息，此意味著造成最大壓力的是許多未完成的事情。放鬆的最好辦法是一次完成它們。

16.**交個動物朋友** 養寵物讓人放鬆、不再擔憂，並對生活保持積極的心態。

17.**好好看看自己** 坐在鏡子前深呼吸5分鐘，有助於自我放鬆。你會注意到身體有壓力部位的特徵，如聳起的肩或緊閉的嘴，然後放鬆它們。

季節性情感紊亂

●季節性情感紊亂 ●朝自由飛翔 ●日光浴有好處 ●放鬆療法使你開心 ●選擇蛋白質改善情緒 ●維生素D改善情緒 ●出去走走 ●每個月的那幾天 ●釋放恩多酚 ●聚會使你快樂

1.**季節性情感紊亂** 季節性情感紊亂的症狀為情緒低落、焦慮、疲勞、體重增加、碳水化合物缺乏、能量缺乏和注意力不集中，通常在陰暗的冬季易患。輕微的抑鬱與此不同。

2.**朝自由飛翔** 在一年中最低落的時候搭飛機度假是緩解季節性情感紊亂的好辦法。只要一周的陽光就能避開之後一個月的焦慮症狀。

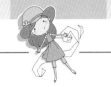

3. **日光浴有好處** 室內日光浴可以模仿夏日陽光的效果，幫助季節性情感紊亂患者減輕症狀。

4. **放鬆療法使你開心** 放鬆療法，如太極、冥想、瑜伽和按摩，可以減輕季節性情感紊亂症狀。因此，下一次感到痛苦時參加那些活動，與他人一起做深度放鬆療法，應該有所幫助。

5. **選擇蛋白質改善情緒** 選擇蛋白質含量高且緩慢釋放糖分的食物，例如火雞、雞肉、鮭魚、四季豆或小扁豆，或慢慢釋放能量的複合碳水化合物，如全麥麵包、粗麵包，可避免血糖飆升影響情緒。

6. **維生素D改善情緒** 一項實驗表示，每天服用400國際單位維生素D的季節性情感紊亂患者，因為維生素提高了大腦中可提升情緒的複合胺的水平，感到更有激情、更富有靈感和更機敏。

7. **出去走走** 每天15分鐘的戶外步行可以減輕季節性情感紊亂的症狀，因為陽光使人體產生維生素D，可促進情緒高漲與幫助循環。

8. **每個月的那幾天** 如果你的經前不適或緊張症狀在冬季更加明顯，這可能就是季節性情感紊亂的信號。運動以及更多的戶外光照可以幫助緩解症狀。

9. **釋放恩多酚** 有規律的室內或戶外運動對冬季抑鬱患者來說，和日光治療同樣有效。這可能是因為刺激情緒的恩多酚在高強度運動後釋放得尤為劇烈。

10. **聚會使你快樂** 如果你患有季節性情感紊亂，你最不願意做的事情或許就是出去參加聚會，但事實上，聚會也可能是件對你最好的事情。研究表明，擅長交際的人比那些整天悶在家裡的「隱士」們要更容易從低落的情緒中走出來。

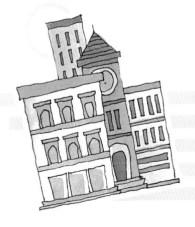

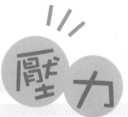

●設計適合你血型的方案 ●睡走壓力 ●唱出來 ●伸展你的臉 ●別被咖啡壓垮 ●壓力的影響 ●吸走壓力 ●吸走恐慌

1. 設計適合你血型的方案

A血型的人是完美主義者，喜愛控制一切，悲觀，死板，比其他人害怕改變，更容易感到有壓力。如果你就是這種類型，你可能需要緩解壓力。早點想辦法對付，預防疾病。

2. 睡走壓力

壓力會引起睡眠問題，使你疲憊、易於患病、焦慮、緊張和煩躁。如果你覺得自己被憂慮壓垮時，把它們寫下來，可以讓你第二天早晨醒來忘得一乾二淨。

3. 唱出來

下一次你感覺有壓力並想大叫時，唱首你最喜歡的歌吧。歌詞會使你快樂，唱歌能調節你的呼吸，繼而可以減輕壓力。

4. 伸展你的臉

研究顯示，許多女性遇到壓力時喜歡扭曲下頜，這會使壓力加劇。如果你發現自己的下頜歪斜，張大嘴和眼做驚訝狀來伸展你的臉部肌肉。保持這個表情幾秒以達到放鬆效果。

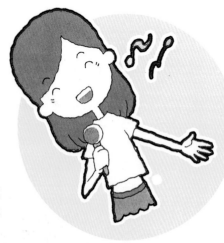

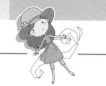

5. **別被咖啡壓垮** 當心別為了減輕壓力而去喝咖啡。咖啡會使腎上腺素升高1/3，讓你感到壓力更大，尤其是你一個人喝的時候。選擇花草茶或一杯白開水來緩解你的壓力。

6. **壓力的影響** 壓力不僅會影響你的注意力，讓你在學校和工作中表現不佳，也會影響體內釋放的荷爾蒙，引起體重增加或減輕。

7. **吸走壓力** 一些精油具有很強的鎮定作用。手裡握一瓶薰衣草、檀香或甘菊油，盡情地吸氣，或者在手帕上灑幾滴隨身攜帶。

8. **吸走恐慌** 躺下，在肚子上放一本書，然後吸氣，書應該會被抬高，這樣你就能明白用肚子呼吸是怎麼回事了。練習這樣的呼吸方法可以調節呼吸，避免換氣過度，使你放鬆。這是個解決恐慌和壓力的好辦法。

生活方式

lifestyle ....

- ★ 老化
- ★ 壞習慣
- ★ 氣候變化
- ★ 宿醉
- ★ 健康長壽
- ★ 愛情
- ★ 性
- ★ 旅行
- ★ 款待自己

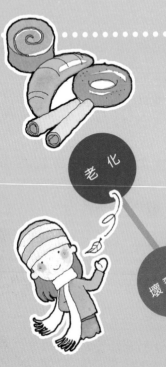

老 化

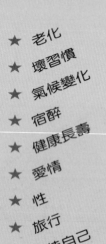

壞習

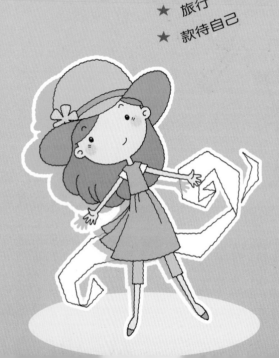

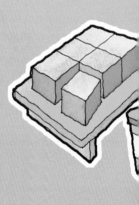

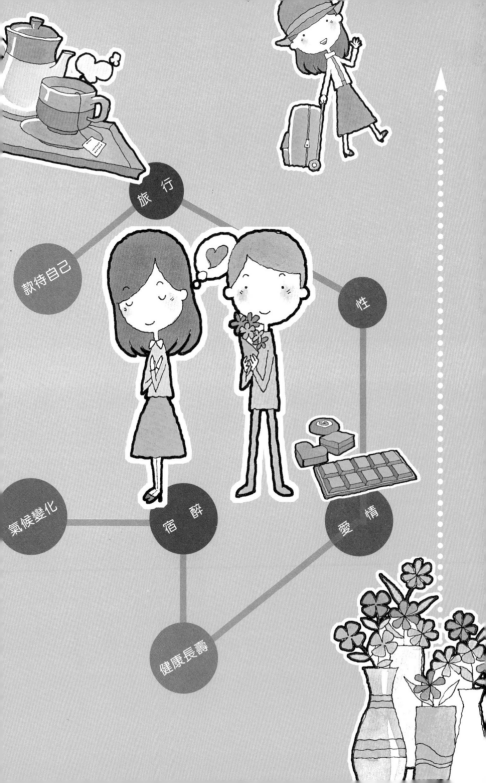

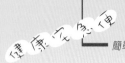
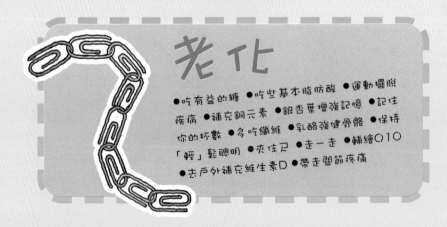

老化

●吃有益的糖 ●吃些基本脂肪酸 ●運動擺脫疾病 ●補充銅元素 ●銀杏葉增強記憶 ●記住你的杯數 ●多吃纖維 ●乳酪強健骨骼 ●保持「輕」鬆聰明 ●夾住它 ●走一走 ●輔繼Q10 ●去戶外補充維生素D ●帶走關節疼痛

1. 吃有益的糖 食用太多糖會導致大腦中殘留有害的β澱粉體，引起大腦功能衰退和老年癡呆。用蜂蜜或楓葉糖漿代替糖。

2. 吃些基本脂肪酸 基本脂肪酸可以降低體內會引起炎症的化學物質的含量，使頭腦更健康清晰。為了使自己隨年齡增長仍保持機智，每天補充一些基本脂肪酸。它的豐富來源是魚油、堅果和橄欖、葵花子、亞麻籽、夜櫻草花等種籽油。

3. 運動擺脫疾病 研究說明，經常運動可以增加白血球的含量，它們負責抵抗從流感到癌症等各種疾病，並防止組織老化。因此，有規律的運動真的能使你返老還童。

4. 補充銅元素 最新的研究表明，銅可減緩年齡引起身體組織分解。可從牡蠣、螃蟹、堅果、大豆、全麥、豌豆和小扁豆中獲得銅。

5. 銀杏葉增強記憶 銀杏葉是我們使用了將近2800年的樹木精華，能吸收有害的自由基，改善腦部功能和大腦內的神經傳遞，促進血液循環並增強記憶。

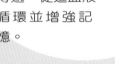

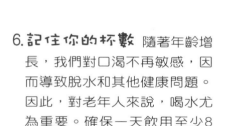

6. 記住你的杯數 隨著年齡增長，我們對口渴不再敏感，因而導致脫水和其他健康問題。因此，對老年人來說，喝水尤為重要。確保一天飲用至少8杯不含咖啡因和酒精的飲品。

7. 多吃纖維 纖維對預防便秘和幫助降低膽固醇很重要。它也能預防結腸癌，調節血糖。

8. 乳酪強健骨骼 乳酪中的鈣，尤其是全脂乳酪，可以有效預防骨質疏鬆。專家認為，一天3小份乳製品可以保持骨骼健康。

9. 保持「輕」鬆聰明 65歲後肥胖的人比體重正常或偏瘦的人智力衰退的可能性更大，此說明了保持身材很重要。

10. 夾住尺 落尺測試可以測量隨年齡增長而增加的反應時間。讓一個人拿著尺的一端，最大刻度45cm向下，將直尺子懸停在你食指和中指中間的上方。這時你虎口向上，食指和中指成V字型。當其放開尺時，你試著夾住它，如此3次。看你夾住位置的刻度，然後平均。28cm是20歲的正常分數，而60歲是15cm。

11. 走一走 走路改善循環、骨骼強度和免疫功能，可幫助人們在中年和老年時看起來比實際年齡年輕5～8歲。每天步行半小時最理想。

12. 輔酶Q10 雞蛋、麥片、動物腎臟、大豆、紫花苜蓿和米糠都含有大量類維生素物質輔酶Q10，它可以提高免疫力，降低血壓，預防心臟病，減少老化症狀。

13. 去戶外補充維生素D 專家認為，維生素D對人體吸收足夠的鈣以保持骨骼健康有重要作用。人的皮膚經陽光照射可以自行生成維生素D，因此年齡增大時須每天在戶外呼吸新鮮空氣。

14.**帶走關節疼痛** 經常運動能使你的肌肉強壯，預防或治療晚年關節疼痛和骨骼衰老。稍微伸展一下大腿就可以減少膝蓋關節炎1/3的患病率。

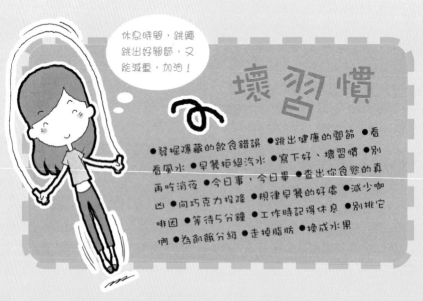

休息時間，跳繩跳出好關節，又能減重，加油！

壞習慣

●發掘隱藏的飲食錯誤 ●跳出健康的關節 ●看看風水 ●早餐拒絕汽水 ●寫下好、壞習慣 ●別再吃消夜 ●今日事，今日畢 ●查出你食慾的真凶 ●向巧克力投降 ●規律早餐的好處 ●減少咖啡因 ●等待5分鐘 ●工作時記得休息 ●別排它們 ●為飢餓分級 ●走掉脂肪 ●換成水果

1.**發掘隱藏的飲食錯誤** 寫下你3天內吃的東西。你是否吃了很多黃油、調味料或沙拉醬？不要拒絕這些食物，而是減少分量。

2.**跳出健康的關節** 養成高強度運動的習慣。研究證明，為了保持肌肉和骨骼的強壯，選擇有衝擊力的運動，諸如跑步、跳繩和舉重訓練等，比那些平緩的運動，例如游泳和騎車更有效果。

3.**看看風水：** 根據風水先生的說法，壞習慣可能與臥室的健康區問題有關。畫出你臥室的平面圖，將入口放在底部，並將它分為大致相等的9個方塊。你的健康區就在左邊中間的那個方塊。確保這個區域的整潔，或在裡面放上圓葉植物。

4. 早餐拒絕汽水 早餐時喝含氣飲料，會讓你在午餐時更容易感到飢餓，即使它是無糖飲料。所以別在一大早喝汽水。

5. 寫下好、壞習慣 寫下你所有的正面和負面的行為，評估你的壞習慣。對所有的好習慣和壞習慣有個清楚的紀錄以供比較，使你更容易看到改正一個壞習慣的好處。每當你覺得快要失去動力的時候，就看看這張清單。

6. 別再吃消夜 在夜間吃大餐或整晚吃零食，會加重身體負擔，讓你更難以入睡，降低睡眠品質。相反地，晚飯應該早點吃。

7. 今日事，今日畢 拖拖拉拉，換言之，把什麼事情都推到明天，不僅會降低你的效率，還會帶來壓力。「待辦事項」在你腦中積壓的時間越長，越會帶給你壓力。發誓每天做一件雜事！

8. 查出你食慾的真凶 研究人員認為，你最想吃和吃得最多的食物往往會引起很多健康問題，他們十分擔心越來越依賴高糖零食的人。首先需要去除的罪魁禍首是糕點、餅乾和甜甜圈。

9. 向巧克力投降 巧克力，尤其是黑巧克力，可以通過增加氨基酸左旋色氨酸的值來調動情緒，氨基酸左旋色氨酸能夠刺激釋放讓人感覺良好的複合胺。所以盡情地吃巧克力吧，別覺得有罪惡感。

10. 規律早餐的好處 近期的一項研究表示，有規律地吃早餐的人比那些不吃早餐的人在一天當中消耗更多的維生素和礦物質，而且他們更不易超重。

11. 減少咖啡因 咖啡飲用者體內的壓力荷爾蒙比不喝咖啡的人要多出1/3，這使得他們較容易感到疲勞。應該努力做到每天不超過3杯咖啡，而其他的時候喝開水或花草茶。

12. 等待5分鐘 如果你有某種特別不好的嗜好，比如吸菸或不停地吃蛋糕或冰淇淋，就在去拿菸或蛋糕前等5分鐘，然後再看看自己的慾望是不是已經沒了。專家相信這會有效。

13. 工作時記得休息 那些白天從不休息的工作狂並沒有獲得高效率，相反地，他們的效率比那些健康工作的人低1/4。不間斷地工作是錯誤的，所以當你根本不想工作的時候，中間至少休息3次。

14. 別挑它們 挑那些皮膚上的斑點不僅不會消除問題，還會把髒東西和細菌帶進皮膚表面，增加感染的機率，更不用說它們還會造成發紅和留下疤痕了。所以，為了肌膚的健康，請不要「挑剔」，把它們遮起來就好了。

15. 為飢餓分級 別逮著機會就拚命猛吃，應該想想怎麼根據自己的胃口合理飲食。把你的飢餓感從1（十分飢餓）到10（非常飽）分級，僅僅在2級和3級時進食，而在7級的時候停住。

16. 走掉脂肪 如果你是個懶蟲，很少外出運動，那麼你得讓自己每天至少在戶外新鮮的空氣中步行10分鐘。那樣不僅能促進你的新陳代謝，幫助肌肉伸展，明媚的陽光也會帶給你更多的維生素D。

17. 換成水果 如果你發現自己正在大嚼高糖、高卡路里的甜食，試著去吃水果或無糖優酪乳，它們都是有甜味卻健康的選擇。

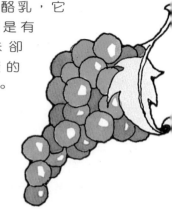

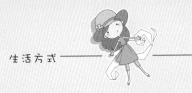

氣候變化

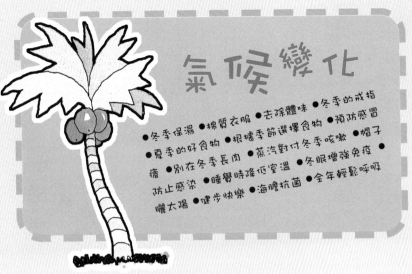

●冬季保濕 ●棉質衣服 ●去除體味 ●冬季的戒指 ●夏季的好食物 ●根據季節選擇食物 ●預防感冒 ●別在冬季長肉 ●蒸汽對付冬季咳嗽 ●帽子 ●防止感染 ●睡覺時降低室溫 ●冬眠增強免疫 ●瘙 ●曬太陽 ●健步快樂 ●海膽抗菌 ●全年輕鬆呼吸

1. 冬季保濕 水對人體一年四季都非常重要，特別在冬季，一天飲用8杯水尤其重要。這是人體內部熱系統的需求，也是氣溫突然從外部嚴寒到內部溫暖而產生的體內壓力所需。

2. 棉質衣服 在高溫、高濕的環境下，十分容易罹患霉菌性陰道炎或酵母菌感染。選擇棉質內衣有助於避免這個麻煩，也可以選擇寬鬆的長褲和襯衫。

3. 去除體味 汗味和腋臭在夏季更為嚴重，這是因為汗水不易蒸發，和人體接觸的時間更長。穿著天然材質製成的寬鬆衣服，如棉布或亞麻布的衣物，不要穿尼龍製品。

4. 冬季的戒指 在冬季，戒指變得更緊了，這是由鹽分過多引起的體液滯留形成的。同時，你會發現鞋襪也變緊了，在腳踝處留下勒痕，這在較為溫暖的天氣裡是不會發生的。如果出現這樣的情況，多喝點水。

5. **夏季的好食物** 黃瓜、綠豆和西瓜在夏季是特別好的食物，它們可以使你的體溫保持較低水平，還能維持體內鹽分平衡。

6. **根據季節選擇食物** 冬季，塊根類蔬菜更富營養，因為植物將它們的能量運輸並儲存到根部以抵禦嚴寒。夏季，開花水果如番茄含有較多的營養。所以請根據季節選擇最健康的食物。

7. **預防感冒瘡** 感冒瘡（唇疱疹）在夏季更普遍，因為突然暴露在陽光下時，皮膚會處於壓力之下。為預防感冒瘡，慢慢地適應季節變化，並且使用防曬霜。

8. **別在冬季長肉** 許多人會在冬季發胖，這是因為隨著寒冷季節的到來，運動量減少，食慾增加了。嘗試室內運動，如瑜伽，幫助自己為春天的到來做好準備。

9. **蒸汽對付冬季咳嗽** 人們在乾燥的天氣裡容易咳嗽和產生肺部問題，使肺部膈膜乾燥，造成肺部損傷。為了避免季節性咳嗽，可以定期泡熱水澡或吸入蒸汽。

10. **帽子防止感染** 我們從頭部和頸部會流失很多熱量，所以戴上帽子和圍巾可以使你暖和，並且保護身體免受感染。

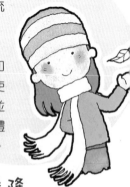

11. **睡覺時降低室溫** 睡眠品質在室溫較低時比較好，所以在冬夜裡請關掉室內暖氣，或者調低自動調溫器，才能獲得高品質的睡眠。

12. **冬眠增強免疫** 研究表示，人們在冬季比在夏季需要更多的睡眠，以增強自身的免疫系統功能。所以為了冬季所需的重要的抵抗力，每天多睡半個鐘頭吧。

13.曬太陽 如果你在冬季裡對澱粉和糖類特別嘴饞，那你可能患有季節性情感紊亂症。可以藉著每天曬曬太陽得到改善。

14.健步快樂 每天僅僅15分鐘的日照就可以幫助你預防冬季憂鬱，因為它給你帶來了大量的維生素D。所以請外出呼吸呼吸新鮮空氣吧。

15.海膽抗菌 環境溫度突然劇烈改變，會導致身體能量水平的波動，使人體更易受感染。如果你要面臨很熱或很冷的天氣，補充點海膽，因為它可以增強你的免疫系統功能。

16.全年輕鬆呼吸 春天被稱為過敏的季節，但事實上，冬天的空氣品質是四季中最差的。多吃點新鮮的水果和蔬菜，增加自由基抗體的攝入，你可以輕鬆抗過敏。

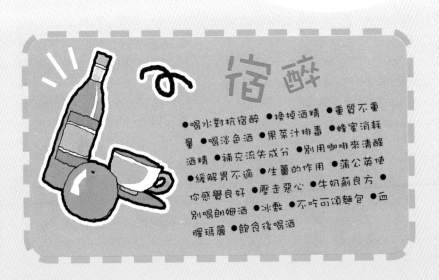

宿醉

●喝水對抗宿醉 ●換掉酒精 ●重質不重量 ●喝淡色酒 ●果菜汁排毒 ●蜂蜜消耗酒精 ●補充流失成分 ●別用咖啡來清醒 ●緩解胃不適 ●生薑的作用 ●蒲公英使你感覺良好 ●壓走惡心 ●牛奶薊良方 ●別喝朗姆酒 ●冰敷 ●不吃可頌麵包 ●血腥瑪麗 ●飽食後喝酒

1.喝水對抗宿醉 酒精引起的脫水是造成宿醉的主要原因。

將酒杯換成水杯，並且在睡前喝一兩杯水，可以避免宿醉。

2. **換掉酒精** 如果你不想第二天宿醉的話，就多喝些水，給你的肝清理多餘酒精的機會。

3. **重質不重量** 便宜的酒通常含有較多毒素，因此對肝的解毒功能要求更高，更易引起宿醉。重質不重量——花費雖高卻是可以限制你貪杯。

4. **喝淡色酒** 最近的研究顯示，深色味甘的飲品，如白蘭地、朗姆酒和威士忌，含有較多的同質物，比色淡的飲品，如白葡萄酒和伏特加，更容易造成宿醉。

5. **果菜汁排毒** 想找到消除狂歡後遺症的解毒劑？試試混合了胡蘿蔔、蘋果、芹菜和生薑汁的果菜汁吧。芹菜含有多種抗氧化成分，幫助中和菸草的影響，而生薑可以減輕惡心、胃痛和腹瀉等症狀。

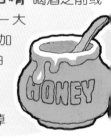

6. **蜂蜜消耗酒精** 喝酒之前或喝酒時，喝一大杯柚子汁，加一些蜂蜜。柚子可以保肝，蜂蜜能幫助你的身體燒掉體內的酒精。

7. **補充流失成分** 在晚間飲酒之前，補充一些綜合維生素B、維生素C和鋅的混合劑，次日早晨再補充一些，可幫助你的身體補充因前夜過度放縱而流失的成分。研究表明，你的身體在壓力之下需要維生素B，而飲酒之後則更加需要補充維生素B。

8. **別用咖啡來清醒** 飲用咖啡因，尤其在過濾咖啡中含量最高，是一種利尿劑，會排除人體內的水分和營養物質。試著換成水或其他運動飲料，可替代電解液，增加你的能量。

9. **緩解胃不適** 如果你吃得太多，甘菊和薄荷茶對胃有很好的作用。而蘆薈可以中和多餘胃酸，也能緩解胃腸道不適。

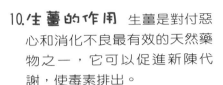

10. **生薑的作用** 生薑是對付惡心和消化不良最有效的天然藥物之一，它可以促進新陳代謝，使毒素排出。

11. **蒲公英使你感覺良好** 蒲公英是一種傳統的保肝劑，並已被證實可以減輕頭痛症狀。

12. **壓走惡心** 嘗試古老的中國指壓法來緩解清晨的惡心。用你的拇指在手掌的虎口處持續按壓幾分鐘，兩手交替進行。

13. **牛奶薊良方** 牛奶薊因其保護肝臟的功能而聞名，而肝臟主要用來排出體內的酒精毒素，所以要去喝酒前先食用一些牛奶薊，回家後再吃一點。

14. **別喝朗姆酒** 朗姆、白蘭地和威士忌比白葡萄酒、杜松子酒或伏特加更容易產生宿醉，因為它們含有甲醇、甲醛和蟻酸，而這些成分是宿醉頭痛和心跳加速的罪魁禍首。

15. **冰敷** 緩解宿醉頭痛最方便的辦法就是冰敷。將毛巾浸在冷甘菊茶中，然後放在眼皮上。

16. **不吃可頌麵包** 早餐吃可頌麵包、奶油蛋捲或高糖穀物會使你的血糖上下劇烈波動，而高脂食品又會使你感到不適。想避免這些，請選擇水果和全麥食品。

17. **血腥瑪麗** 血腥瑪麗和海風酒是毒素最低的兩種酒精飲料，因為做原料的伏特加不含任何同質物，而且它們含有健康的果汁。

18. **飽食後喝酒** 餓著肚子時喝酒精飲料會造成血糖降低，使你感到頭暈，甚至一整夜情緒低落，並引起嚴重的宿醉。

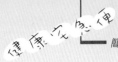
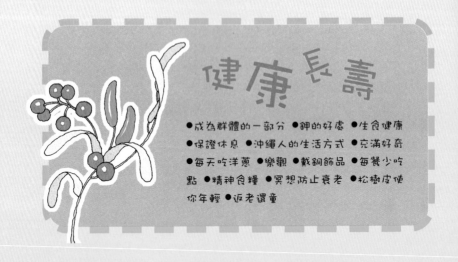

健康長壽

●成為群體的一部分 ●鉀的好處 ●生食健康
●保證休息 ●沖繩人的生活方式 ●充滿好奇
●每天吃洋蔥 ●樂觀 ●戴銅飾品 ●每餐少吃
點 ●精神食糧 ●冥想防止衰老 ●松樹皮使
你年輕 ●返老還童

1. **成為群體的一部分** 比起那些社會關係良好的人，不喜歡與人打交道的人死亡率要高兩倍，所以你的朋友真的可以使你長壽。

2. **鉀的好處** 在飲食中添加鉀可以降低血壓，而不含鉀的飲食會使血壓升高。一天吃一根香蕉可以提供額外的400毫克鉀，減少40%的中風率。

3. **生食健康** 根據研究，如果每天不吃水果，你得胃癌的概率會加倍甚至增加兩倍。生食水果最好，所以大嚼新鮮水果和蔬菜吧。

4. **保證休息** 休息和運動二者對健康很重要。日常休息和經常性運動結合，至少每周休息一天，可以延長你的壽命。

5. **沖繩人的生活方式** 沖繩人是世界上最長壽的人。他們的秘訣在於吃大量豆製品，不吃到十分飽，加上每天運動。

6. **充滿好奇** 越是好奇的人越長壽，科學家發現充滿好奇的人比一般人死亡率低30%。

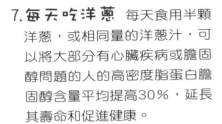

7. **每天吃洋蔥** 每天食用半顆洋蔥，或相同量的洋蔥汁，可以將大部分有心臟疾病或膽固醇問題的人的高密度脂蛋白膽固醇含量平均提高30%，延長其壽命和促進健康。

8. **樂觀** 樂觀主義者比悲觀主義者的壽命長20%，所以想要更健康，就想著杯中還有一半的水，而不要老想著杯中一半水沒了。

9. **戴銅飾品** 銅是減緩和年齡相關的身體組織分解的重要成分，並且不會引起過敏。許多人，尤其是關節炎患者，常戴銅製手鐲可以幫助身體吸收礦物質。

10. **每餐少吃點** 每餐少攝入10%的熱量，同時不停止營養物質的補充，可以延長壽命。

11. **精神食糧** 那些有自己的興趣愛好、有一定精神追求的人壽命較長，所以，該是尋找屬於自己的精神家園的時候了。

12. **冥想防止衰老** 冥想減少壓力，而壓力是導致衰老最主要的原因之一。晚年練習瑜伽和其他冥想技巧已被證明可以提高生活品質。

13. **松樹皮使你年輕** 松樹皮精華和葡萄籽精華含有強抗氧化劑，可幫助身體抵抗衰老。

14. **返老還童** 像年輕人那樣活動的人較長壽，衰老得更慢。你沒必要穿你小時候的衣服，只要找回那些你過去愛做的事來做就行了。

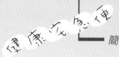

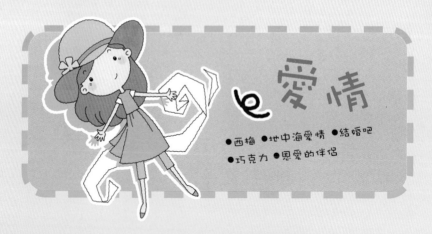

e 愛情

● 西梅 ● 地中海愛情 ● 結婚吧
● 巧克力 ● 恩愛的伴侶

1. 西梅 西梅不僅占據健康抗癌物排行榜的首位,而且還可增強性慾。丘比特,希臘神話中的愛神,就將他的箭浸在西梅汁裡。然而,你卻可以吃它!

2. 地中海愛情 在地中海地區,開心果和松果被認為可以激發性慾,還有某些香料,如肉桂和肉豆蔻,可以同時喚起男性和女性的性慾。

3. 結婚吧 結婚可以促進健康。結了婚的人顯然更會有意識去綁安全帶、吃早餐和戒菸,因此,喜結連理可以使人健康。

4. 巧克力 巧克力透過向人體釋放恩多酚使我們感覺更愉快和放鬆,這是為何它能那麼有效地引起性慾的原因。享用它吧!

5. 恩愛的伴侶 伴侶之間吵架會削弱彼此的免疫系統功能,使他們更容易得病。不愉快的人比享受愛情的人更容易動脈阻塞。

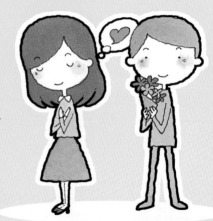

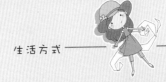

性

●性對你有好處 ●性高潮使你長壽 ●得到滿足 ●收縮骨盆 ●用性保護他 ●鉻 ●給情緒補鋅 ●更年期享受性 ●檢查甲狀腺 ●早晨的輝煌 ●補充維生素A和E ●別讓壓力擾了「性」致 ●色氨酸 ●平衡膽固醇 ●止痛劑 ●促進血液流動 ●奇特的食物 ●在室內強骨 ●發熱減肥 ●青春素 ●解除壓力 ●蜂蜜的作用

1. 性對你有好處 活動性器官周圍的肌肉可以使你保持強壯和健康。男性可以減少得前列腺癌的機率；女性可以免受失禁問題的困擾。你可以將做愛視為一種健康的活動。

2. 性高潮使你長壽 性高潮可使你長壽。經常使用性器官、性生活積極的人，比不積極的人早逝率低一半。因此，越老，性對你越重要。

3. 得到滿足 性趣得不到滿足的女性較容易得心臟病，對性滿意的女性則不易得心臟疾病。

4. 收縮骨盆 練習收縮和放鬆骨盆肌肉可以增強你的性器官功能。

5. 用性保護他 每隔一天做愛一次的男性比那些不怎麼「放縱」的男性較不容易得前列腺癌，所以，增強你的性慾對你對他都有益。

6. 鉻 百里香、全麥、肉、乳酪和啤酒酵母中含有的鉻可以增加男性精子數目，還可以增強兩性的性慾。

7. 給情緒補鋅 鋅是一種刺激性慾和生育的天然推進器,它存在於南瓜、芝麻、奶酪、雞肉、全麥、松果、糙米、魚和海產中。別忘了還有牡蠣!

8. 更年期享受性 更年期女性每天食用約100克豆腐或喝一杯豆漿,可以促進雌激素的分泌,使性生活更加美滿。

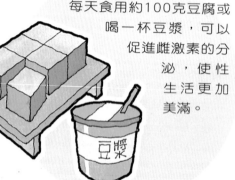

9. 檢查甲狀腺 對某些人來說,性慾低可能是由於甲狀腺不活躍。所以如果你覺得自己很少進入狀況,讓醫生檢查你的甲狀腺,增加碘就可以了。

10. 早晨的輝煌 男性的睪丸激素在傍晚中後期會下降將近1/4,因此如果他在上床前對你沒有性趣,不要太在意。睪丸激素和性能力通常在早晨是最高的。

11. 補充維生素A和E 維生素A和E對可以促進性慾的性激素的產生非常重要。可以透過動物肝臟、乳製品、魚油、深綠色蔬菜和黃橘色水果補充。

12. 別讓壓力擾了「性」致 維生素C和鎂對性器官的功能十分重要,它們在有壓力時會被消耗掉。因此,經由食用柑橘類水果、紅莓、馬鈴薯、奇異果、雞肉、金槍魚和綠葉蔬菜補充它們。

13. 色氨酸 香蕉、牛奶、鬆軟乾酪和火雞等含有色氨酸的食物,不僅可以改善睡眠,也能增加舒適感、減輕壓力,從而刺激性慾。牛奶巧克力也含有色氨酸,還有苯乙胺——一種在性衝動時釋放的化學物質。

14. 平衡膽固醇 性能幫助降低膽固醇,更重要的是它能使體內高密度脂蛋白和低密度脂蛋白(即好和壞)膽固醇得到平衡,達到更健康的高密度脂蛋白水平,促進血液流動和增加幸福感。

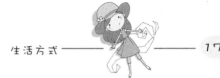

15.止痛劑 做愛時人腦會釋放恩多酚。這種「鴉片」可以作為身體的止痛劑，緩解疼痛。

16.促進血液流動 性使你的血液流動至各器官。由於新鮮血液的供給，身體細胞、器官和肌肉會充滿新鮮的氧及荷爾蒙；由於舊血液被清除，可能會將引起疲勞的廢物也帶走。

17.奇特的食物 不管聽起來如何奇特，肉桂麵包的味道真的可以喚起男性性衝動。南瓜餅的氣味也可以增強性慾。因此，花一兩個小時在廚房可以換來令人興奮的「性致」。

18.在室內強骨 有規律的性生活可以增加前列腺激素和雌激素，鞏固骨骼和肌肉。

19.發熱減肥 做愛每半小時燃燒150卡熱量。因此，如果你一個小時都在用力地做愛，就可以消耗300卡路里，大概相當於你小跑步一個小時。為什麼不用它代替馬拉松？

20.青春素 天然荷爾蒙青春素（DHEA）產生於性衝動時，幫助增強免疫系統功能，改善認知，促進骨骼生長，維持和修復體內組織。它還能促進心血管健康，甚至可作為溫和的抗抑鬱藥物。

21.解除壓力 研究表示，經常享受性趣的人更能處理壓力。性之後的深度放鬆，使荷爾蒙加速運動並放鬆身體，可能是為數不多的使人徹底放鬆的機會之一。

22.蜂蜜的作用 蜂蜜含有大量的硼，可幫助身體加速新陳代謝和利用雌激素，還可增加能喚醒性衝動的前列腺激素。

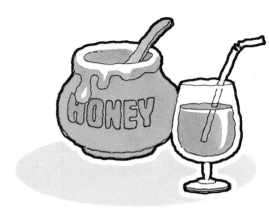

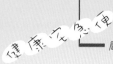
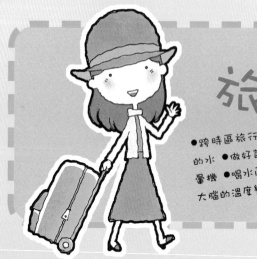

旅 行

● 跨時區旅行的問題 ● 小心當地
的水 ● 做好計畫 ● 走動防止暈船
暈機 ● 喝水而不是酒精 ● 生薑 ●
大腦的溫度變化

1. 跨時區旅行的問題 飛機穿越4～5個時區會引起很多問題，向東比向西更容易產生不良後果，那是因為身體較容易適應一天時間被延長，而不是縮短。

2. 小心當地的水 當地水可能會引起消化不適。出國時飲用瓶裝水，並小心食用當地水清洗的水果和當地水製成的沙拉以及冰塊。

3. 做好計畫 把你最重要的活動保留到能量最旺盛的時段：向西飛行後是清晨；向東飛行後是傍晚。

4. 走動防止暈船暈機 在船或飛機上時，走到中心位置，因為那裡最穩。在船上時站在甲板上朝大海望去，讓視覺和聽覺同時去感受四周環境。

5. 喝水而不是酒精 飛行時差反應症一般會因脫水、咖啡因和酒精而惡化，會帶給身體壓力和造成勞累。

6. 生薑 生薑是種傳統的草藥，市面上有藥丸、薑根咀嚼片和薑糖。其副作用很小，但最好先問過醫生，因為它可能會稀釋血液。

7. **大腦的溫度變化** 正常情況下，大腦每天的溫度浮動約為1.5℃。大腦在黎明時溫度最低，中午最高。模仿這種溫度變化，使大腦誤認為自己正處於某個時間，可以緩解飛行帶來的疲勞。

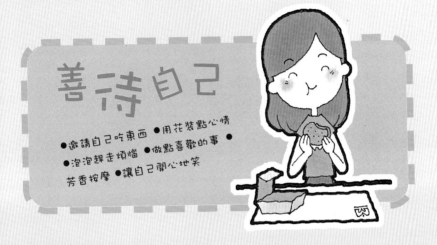

善待自己

● 邀請自己吃東西 ● 用花裝點心情
● 泡泡趕走煩惱 ● 做點喜歡的事 ●
芳香按摩 ● 讓自己開心地笑

1. **邀請自己吃東西** 下次去超市時，買一樣自己通常不會買的食物，然後在這周的某一天慢慢享用它。買些健康的食物，如優格葡萄乾、胡蘿蔔蛋糕或爆米花，使你不再有罪惡感。

2. **用花裝點心情** 研究顯示，花能挑動人的情緒。你不用花很多錢買花放滿你的屋子，買一束花，拆開，把花放在不同的花瓶裡就好了。

3. **泡泡趕走煩惱** 無論時間夠不夠，都要在你的浴室裡做個30分鐘的「家庭SPA」。在你最喜愛的泡泡浴中躺下，放鬆自己，閉上眼，讓自己的美好想法傾瀉而出。

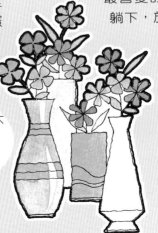

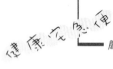
4. 做點喜歡的事 把自己關起來，花點時間讀一本好書或一首好詩，或者任才思泉湧，為自己寫點東西。集中在一件事上，忘記煩惱，可以幫助你減輕壓力。

5. 芳香按摩 預訂一個芳香按摩來放鬆自己，它可以刺激循環，減少壓力和緊張。別為自己花費的時間感到內疚，如果你安排出時間做自己喜歡的事，你會更容易應付生活中的困難。

6. 讓自己開心地笑 給自己一點空閑，讓自己從令人神經麻木的電視中，或從千篇一律的晚間家務中解脫出來，租一張會讓你笑掉大牙的喜劇DVD。

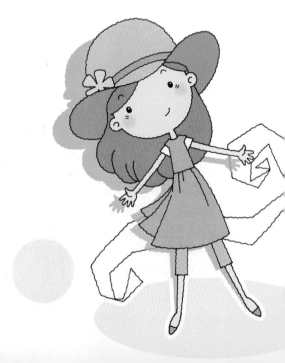

國家圖書館出版品預行編目資料

健康宅急便：簡單、快速、有效的健康小技巧 /
Esme Floyd作. -- 第一版. -- 臺中市：十
力文化，2007.07
面；　公分
譯自：1001 little health miracles:
shortcuts to feeling good, looking great and living healthy
ISBN 978-986-83001-3-2（平裝）

1. 健康法

411.1　　　　　　　　　　　　　　　96012830

樂活館　L701

健康宅急便

——簡單、快速、有效的健康小技巧

作　　者	ESME FLOYD	譯　　者	合譯工作室
責任編輯	郭燕鳳	插　　畫	劉鑫鋒
封面設計	陳鶯萍	行銷企劃	黃信榮

發 行 人　劉叔宙
出 版 者　十力文化出版有限公司
地　　址　台中市南屯區文心路一段 186 號 4 樓之 2
電　　話　(04)2471-6219
網　　址　www.omnibooks.com.tw
電子郵件　omnibooks.co@gmail.com

總 經 銷　商流文化事業有限公司
地　　址　台北縣中和市中正路 752 號 8 樓
電　　話　(02)2228-8841
網　　址　www.vdm.com.tw

印　　刷　通南彩色印刷有限公司
電　　話　(02)2221-3532
電腦排版　陳鶯萍工作室
電　　話　(02)2357-0301

出版日期　2007年 8 月 1 日　　　　ISBN　978-986-83001-3-2
版　　次　第一版第一刷　　　　　著作權所有・翻印必究
定　　價　180

1001 LITTLE HEALTH MIRACLES by Esme Floyd
Text and design copyright © 2004 Carlton Books Limited
Complex Chinese translation copyright © 2007 by Omnibooks Press Co., Ltd.
Published by arrangement with Carlton Books Limited
through BIG APPLE TUTTLE-MORI AGENCY INC.
ALL RIGHTS RESERVED